拔罐入门

主　审
赵长泉

主　编
庞保珍　庞清洋　郭兴萍

副主编
鲁霞红　江和新　崔　燕　赵澍锟

编　者
（以姓氏笔画为序）
马　珊　宋国宏　张　伟
庞慧卿　赵焕云　顾仁艳

金盾出版社

内容提要

　　本书分 4 章,采用通俗易懂、科学实用的语言介绍了拔罐的基本知识、拔罐养生常用的腧穴、拔罐与养生、各科疾病的拔罐疗法,图文并茂,方法简明,疗效显著。本书提倡中医科学养生,特别突出拔罐养生,可供中医临床工作人员及中医院校师生阅读,也适于大众养生保健参考。

图书在版编目(CIP)数据

　　拔罐入门/庞保珍,庞清洋,郭兴萍主编 . —北京:金盾出版社,2023.3
　　ISBN 978-7-5186-1640-4

　　Ⅰ.①拔…　Ⅱ.①庞…②庞…③郭…　Ⅲ.①拔罐疗法
Ⅳ.①R244.3

　　中国版本图书馆 CIP 数据核字(2019)第 141383 号

金盾出版社出版、总发行
北京市丰台区晓月中路 29 号
邮政编码:100071　电话:68176636　68214039
传真:68276683
三河市双峰印刷装订有限公司印刷、装订
各地新华书店经销
开本:850×1168　1/32　印张:4　字数:93 千字
2023 年 3 月第 1 版第 1 次印刷
印数:1～3 000 册　定价:20.00 元
(凡购买金盾出版社的图书,如有缺页、
倒页、脱页者,本社发行部负责调换)

庞保珍，山东名中医药专家，聊城市中医医院不孕不育科主任医师，著名生殖医学、妇科及男科专家，全国首届中医药科技推广工作先进个人，2017年3月被聊城市人民政府授予"水城领军人才·杏林名医"称号。

历任世界中医药学会联合会男科专业委员会副会长，养生专业委员会副会长，一技之长专业委员会副会长，妇科专业委员会、生殖医学专业委员会常务理事；国际中医男科学会副主席；中华中医药学会生殖医学分会、男科分会、养生康复分会常务委员，妇产科分会委员；中国性学会中医性学专业委员会常务委员；中国中医药研究促进会妇产科与辅助生育分会常务委员；山东中医药学会不孕不育专业委员会副主任委员；山东中西医结合学会男科专业委员会副主任委员；山东省激光医学会生殖医学专业委员会副主任委员等。

男科与妇科双馨，生殖养生造诣深。擅治男女不孕不育、性功能障碍、输卵管阻塞、排卵障碍、前列腺炎等妇科、男科病，尤其擅长男女不孕不育的诊治与中医辅助生殖，对不孕不育中医外治法有独到而丰富的临床经验，以六经辨证经方治疗疑难杂症经验丰富，对健康长寿之道研究颇深。

勤于笔耕，著作等身。与世界中医药学会联合会男科专业委员会创会会长曹开镛教授主持制订国内第一部中医男科标准。独立完成与主编《不孕不育中医治疗学》等专著30余部，其中主编的《中医生殖医学》荣获国家科学技术学术著作出版基金资助出版。发表论文180多篇，其中在SCI期刊发表生殖领域论文2篇。获国家级、地市级等优秀学术、科技成果奖10余项。获不孕症领域 2 项国家发明专利。获"发展中医男科杰出贡献奖"、2018 年度"山东省老科学技术工作者协会突出贡献奖"、2019 年聊城市"水城最美科技工作者"、2019 年"中国老科学技术工作者协会奖"等奖项。

健康热线：13606357986。

2016 年 5 月 13 日庞保珍（右）拜见首届国医大师邓铁涛（左）

庞保珍大夫
实现中医梦
二〇一六年五月十三
邓铁涛

首届国医大师邓铁涛为庞保珍题词

2019 年 10 月 24 日庞保珍（右）拜见恩师国医大师柴嵩岩（左）

庞保珍主任医师

大医精诚

柴嵩岩
2019 10.24

国医大师柴嵩岩为庞保珍题词

2020 年 12 月 26 日庞保珍（左）拜见国医大师夏桂成（右）

国医大师夏桂成为庞保珍题词

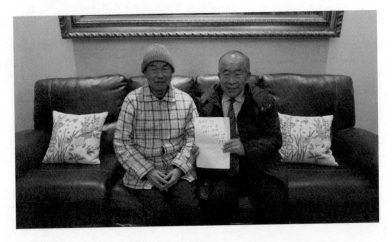

2020 年 12 月 26 日庞保珍（右）拜见首届全国名中医徐福松（左）

庞保珍医师：
  男科为科大器
  生殖医苑精诚
          徐福松 拜
        2020.12.26.
          于南京

首届全国名中医徐福松为庞保珍题词

序

  拔罐法是以罐为工具，利用燃烧、抽吸、蒸汽等方法造成罐内负压，使罐吸附于体表腧穴或患处，令局部皮肤充血、瘀血，从而产生良性刺激，达到调节脏腑、平衡阴阳、疏通经络、防治疾病、延年益寿之目的，是一种中医传统外治法。因其理论深奥，科学入门较难。因此，编写本书是一件利于推广拔罐学术，利于人类健康的好事。

  庞保珍主任医师投身中医 40 余年，抗志希古，学验俱丰，素以读书藏书为乐，好学勤奋，是一位踏踏实实做学问的中医人，尤其在不孕不育诊治与养生保健方面有较高的学术造诣，可谓成果丰硕，被评为山东名中医药专家、"首届中医药科技推广工作先进个人"。他在诊病之余，尚勤于笔耕，近又精心编著《拔罐入门》一书。本书分四个部分，介绍了拔罐的基本知识、常用穴位，以及拔罐在防病治病中的实际应用，是作者 40 余年临床工作与研究的经验总结，是一部通俗性、科学性、实用性颇佳的参考书，故欣然为序。

马烈光

（马烈光，中医养生学科创始人、国家中医药高等学校教学名师、全国中医药文化建设先进个人。现为成都中医药大学资深教授、博士研究生导师、养生康复学院名誉院长，贵州中医药大学中医养生学院名誉院长，《养生杂志》主编，国家中医药管理局"中医养生学"重点学科带头人、中医药文化科普巡讲专家，四川省名中医，世界中医药学会联合会养生专业委员会会长。）

前　言

拔罐法是以罐为工具，利用燃烧、抽吸、蒸汽等方法造成罐内负压，使罐吸附于体表腧穴或患处的一定部位，使局部皮肤充血、瘀血，产生良性刺激，达到调节脏腑、平衡阴阳、疏通经络、防治疾病、延年益寿之目的，属于中医传统外治法的范畴。相对来讲，拔罐法经济简便，易学易用，且适用范围较广，科学应用，疗效较好。对正常人来讲，科学拔罐能增强人体的自然修复及抗病能力，延年益寿；对患者而言，科学拔罐既可使局部症状消退，又可促进患部功能的恢复，从而收到良好的治疗效果。然而，拔罐法理论深奥，科学入门较难，为此编写本书。

本书的编写遵循以下原则。

1. 具有较好的通俗性、科学性、实用性。

2. 图文并茂。

3. 系统介绍基础知识，便于入门。

4. 倡导科学养生，科学防病。

5. 所选病种为常见病、多发病。

6. 所选拔罐方法，力求简单、有效。

本书分 4 章，第一章介绍了拔罐的基本知识；第二章介绍了拔罐养生常用的穴位；第三章论述了拔罐与养生；第四章系统论述了各种常见病的拔罐疗法。中医最大的特色与优势是养生，本书提倡中医科学养生，尤其是拔罐养生，是一部通俗性、科学性、实用性很强的参考书，可供中医临床工作人员及中医院校师生阅读，也适于大众养生保健参考。

笔者在编写本书的过程中，有幸拜见并得到国医大师邓铁涛、柴嵩岩、夏桂成，以及首届全国名中医徐福松的题词和指导。本书承蒙世界中医药学会联合会养生专业委员会会长马烈光教授作序；由有真才实学的老中医赵长泉审阅，并将其丰富的临床经验倾囊于本书。在编写过程中，我们查阅了大量古今医籍、专著和医学期刊，采纳或引用了很多学者的研究成果，在此一并致以谢忱！笔者虽欲求尽善尽美，但书中可能仍有疏漏，祈望同道和读者斧正。

山东名中医药专家　庞保珍

目　录

第一章　基本知识

一、拔罐法

拔罐法是以罐为工具,利用燃烧、抽吸、蒸汽等方法造成罐内负压,使罐吸附于体表腧穴或患处,使局部皮肤充血、瘀血,产生良性刺激,达到调节脏腑、平衡阴阳、疏通经络、防治疾病、延年益寿之目的的方法,属于中医传统外治法的范畴。

二、常用罐具

(一)传统罐具

1. 玻璃罐　玻璃罐是由耐热质硬的透明玻璃烧制成的罐具,口平腔大底圆,罐口平滑,口缘稍厚略外翻,内外光滑,大小规格不一(图 1)。其优点是质地透明,使用时可以随时观察到罐内皮肤瘀血的状况,以便掌握治疗时间;缺点是容易摔碎,传热较快。

2. 竹罐　竹罐系用直径为 3～5cm 的竹子,制作成 6～10cm 长的竹筒,其一端留节作底,另一端打磨光滑,制成管壁厚度为 3～9mm、中间呈腰鼓形的竹罐(图 2)。其优点是轻巧、取材容易、价廉、制作简单、不易摔破,可应用于身体各部位的多种拔罐法;缺

图 1　玻璃罐

点是竹罐容易爆裂漏气,吸拔力不强,且质地不透明,不宜用作刺血拔罐法。

图 2　竹　罐

3. 陶罐　陶罐又称陶瓷罐,系由陶土烧制而成,形如木钵,罐口平滑,口底稍小,腔大如鼓,有大、中、小与特小几种类型。其优点是易于高温消毒,吸拔力较大,适用于全身各部位的拔罐;缺点是罐体较重,易于破碎,且质地不透明,不能随时观察罐内皮肤的变化情况,目前已较少使用。

(二)新型罐具

1. 抽气罐 抽气罐是用有机玻璃等材料制成的带有抽气装置的罐具,分为罐体与抽气筒两部分,其罐口的大小规格较多(图3)。其优点是可随意调节罐内负压,控制吸力,可以避免烫伤,操作方法简单,容易掌握;缺点是没有火力的温热刺激。

图3 抽气罐

2. 多功能罐 多功能罐是配置有其他治疗作用的现代新型罐具。例如,在罐内架设艾灸,灸后排气拔罐的灸罐;在罐顶中央安置刺血针的刺血罐;在罐内安有电热元件(电阻丝等)的电热罐(电罐)等。其特点是具有拔罐及相应疗法(如刺血、电热)的双重治疗作用。

此外,尚有金属罐、塑料罐、橡胶罐、磁疗罐、红外线罐、激光罐等新型罐具。

(三)代用罐具

凡是口小腔大,口部光滑平整,不怕热,能产生一定吸拔力的器具皆可选作代用罐具。最为常用的代用罐具就是玻璃罐头瓶,其他如小口碗、杯子等,但一定注意需选用瓶口光滑、无破损者,以免伤及皮肤。其优点是取材简便,缺点是易碎、瓶口薄、不耐高温。

三、罐的吸拔方法

(一)火罐法

火罐法系利用燃烧消耗罐中部分氧气,借火焰的热力使罐内的气体膨胀而排除罐内部分空气,使罐内气压低于外面大气压(统称负压),从而将罐吸附于施术部位的皮肤上。火罐法吸拔力的大小与罐具的大小、深度、罐内燃火的温度和方式、扣罐的时机和速度及空气在扣罐时再进入罐内的多少等因素有关。若罐具深且大,在火力旺时扣罐,罐内热度高、扣罐动作快,下扣时空气再进入罐内少,则罐的吸拔力大,反之则小。罐的常用吸拔方法有以下几种,临床上可依据治疗需要灵活掌握。

1. 闪火法 闪火法是用镊子或止血钳等夹住95%乙醇棉球(或用7~8号粗铁丝,一头缠绕石棉绳或线带,做成乙醇棒),一手握罐体,罐口朝下,将棉球点燃后立即伸入罐内摇晃数圈随即退出,迅速将罐扣于应拔部位皮肤上,此时罐内已成负压即可吸住。该法适用于人体各部位,用于拔闪罐、留罐、走罐等,临床最为常用。采用闪火法罐内无燃烧物坠落,不易烫伤皮肤,操作比较安全,不受体位限制,但应注意所蘸乙醇宜少,且不能沾于罐口,以免烫伤皮肤。

2. 投火法 投火法是将蘸乙醇的棉球或易燃软质纸条(卷),点燃后投入罐内,趁火旺时迅速将罐扣于应拔部位皮肤上。投火时,不论使用纸卷与纸条,均必须高出罐口1寸多,等到燃烧1寸左右后,纸卷与纸条均能斜立罐内侧面,火焰不会烧着皮肤。该法罐内燃烧物易坠落烫伤皮肤,故多用于身体侧面或横向拔罐,以及拔留罐、单罐、排罐等。

3. 贴棉法 贴棉法是将直径1~2cm的棉片薄蘸95%乙醇,

紧贴于罐内壁,点燃之后迅速将罐扣于应拔部位皮肤上。该法多用于侧面拔,亦用于身体侧面横向拔罐。操作时所蘸乙醇必须适量,乙醇过多或过少均易使棉片坠落,且乙醇过多易流淌于罐口,烫伤皮肤。

4. 滴乙醇法 滴乙醇法是在罐内壁上中段滴 2～3 滴 95％的乙醇,再将罐横侧翻滚一下,使乙醇均匀附于罐内壁上(不可流到罐口处),点燃乙醇后,迅速将罐扣在选定部位的皮肤上,即可吸住。

5. 架火法 架火法是将胶木瓶盖或矿泉水瓶盖放置在应拔的腧穴或患处,然后将 95％乙醇棉球放置在瓶盖里面,点燃乙醇棉球后,迅速将罐扣在选定的部位,即可吸住。该法适用于在肌肉丰厚而平坦的部位垂直拔罐,不能用于走罐、闪罐。

(二)水罐法

水罐法一般使用竹罐。先将竹罐放在锅内加水煮沸(也可酌情在水里加中药煮制成药液使用),应用时将罐子倾倒用镊子夹出,甩去水液,用折叠的湿冷毛巾紧扪罐口,降低罐口温度,乘热按在皮肤上,即可吸住。该法适用于任何部位,吸拔力较小,操作需快捷。

1. 水煮法 水煮法是将竹罐放入药液中或水中煮沸 2～3 分钟,然后用镊子将罐倒置(罐口朝下)夹起,迅速用多层湿冷毛巾捂住罐口片刻,以吸去罐内水液,降低罐口温度,但应保持住罐内热气,趁热将罐按于应拔部位,并轻按罐 30 秒左右,令其吸牢。该法消毒彻底,温热作用强,且可罐、药结合,适用于任何部位的排罐、拔留罐等。该法操作要掌握好时机,出水后拔罐过快容易烫伤皮肤,过慢又容易导致吸拔力不强。

2. 蒸汽法 蒸汽法是将药液或水(不能超过壶嘴)在小水壶内煮沸,至水蒸气从壶嘴或套于壶嘴的皮管内大量喷出时,将壶嘴或皮管插入罐内 2～3 分钟后取出，迅速将罐按于应拔部位，并用手轻按罐 30 秒，使之拔牢。该法适用于身体各部位的排罐、拔留罐等。

（三）抽气罐法

抽气罐法是先将抽气罐紧扣在应拔部位，用抽气筒将罐内的部分空气抽出，使其产生负压，吸拔于应拔的皮肤上；或用抽气筒套在塑料杯罐活塞上，将空气抽出，即能吸着。该法适用于任何部位的拔罐。

（四）其他罐法

其他罐法包括电磁罐、拔挤气罐、远红外罐、药物多功能罐等，可依据相应的说明书进行操作。

四、拔罐的操作方法

（一）拔罐的方法

1. 闪罐　闪罐是用闪火法将罐吸拔于应拔部位，随即取下；再吸拔，再取下。如此反复吸拔至局部皮肤潮红，或罐体底部发热为度。动作应迅速而准确，必要时也可在闪罐后酌情留罐（图4）。此法适用于肌肉较松弛、吸拔不紧或留罐有困难之处，以及局部皮肤麻木或功能减退的虚证患者，治疗风湿痹症、中风后遗症及肌肉萎软等。

2. 走罐　走罐又称推罐法、拉罐法。先于施罐部位涂上润滑剂（常用医用甘油、医用凡士林、液状石蜡或润肤霜等），也可用温水或药液，同时还可将罐口涂上油脂。采用闪火法将罐吸住后，立即用手握住罐体，略用力将罐沿着一定路线反复推拉，至走罐部位皮肤出现紫红为度。推罐时着力在罐口,用力均匀,防止罐漏气脱落(图5)。此法适用于病变范围较广、肌肉丰厚而平整的部位,如背部脊柱两旁、下肢股四头肌处、腹部、腰骶部及肩关节等。操作时应依据病情和患者体质状况,随时调节负压及走罐的快慢与轻重。若负压过大或用力过重、速度过快,患者往往疼痛难忍,且易拉伤皮肤;负压过小,吸拔力不足,罐容易脱落,治疗效果较差。

图4 闪 罐

图5 走 罐

3. 留罐　留罐又称坐罐法。拔罐后将吸拔在皮肤上的罐具留置一定时间(5～15分钟),使浅层皮肤与肌肉局部出现潮红,甚或皮下瘀血呈紫红色后,再将罐具取下。留罐时间应视拔罐反应与患者体质状况而定:罐大吸力强者应适当减少留罐时间;肌肤反应明显、皮肤薄弱、老年人和儿童留罐时间不宜过长;夏季与肌肤薄处,留罐时间也不宜过长,以免起疱伤及皮肤。该法多用于深部组织损伤、关节病变、颈肩腰腿痛,以及临床各科多种病证。

4. 排罐　排罐法系沿某一经脉循行路线或某一肌束的体表位置,按照顺序排列成行吸拔多个罐具。

5. 针罐

(1)出针拔罐:在毫针针刺出针后,立即于此部位拔罐,留置规定时间后起罐,起罐后再用消毒棉球将拔罐处擦净。

(2)留针拔罐:在毫针针刺留针时,以针为中心拔罐,留置到规定时间后,起罐再起针(图6)。应注意该法不宜用于胸背部,因罐内负压易加深针刺深度,从而容易造成气胸。

图6　留针拔罐

(3)刺络拔罐:用三棱针、皮肤针或粗毫针等,在腧穴或患处点刺出血,或用三棱针挑刺后,再行拔罐留罐;起罐后用消毒棉球擦净血迹;挑刺部位用消毒敷料或创可贴贴敷。

　　针罐法适用于热证、实证、实寒证、瘀血证,以及某些皮肤病证。

(二)拔罐的程度

　　拔罐的程度取决于罐吸拔的程度与留罐的时间。一般情况下,罐吸拔力度轻、留罐时间短,拔罐后局部皮肤出现潮红;罐吸拔力度重、留罐时间长,拔罐后局部皮肤出现紫红色(瘀斑色)。拔罐的程度应取决于病情的需要,一般来讲,温阳益气、温经散寒可采用局部潮红充血的拔罐法(充血罐);活血化瘀、消肿止痛可采用局部紫红瘀斑的拔罐法(瘀血罐)。不应一味追求拔罐后局部出现瘀斑,以免反复过重拔罐造成局部损伤。留罐时间一般为5～15分钟,可每日拔罐1次或隔日1次,5～10次为1个疗程。两个疗程之间应间隔3～5天或等拔罐斑痕消失。

(三)启罐的方法

　　启罐又称起罐,即将吸拔牢的罐具取下的方法。

　　一般罐具启罐的方法是一手握住罐体腰底部稍倾斜,将食指或拇指按压罐口边缘的皮肤,使罐口和皮肤之间产生空隙,空气进入罐内即可将罐取下。切忌生硬拉拔,以免拉伤皮肤,产生疼痛。

　　抽气罐启罐的方法是提起抽气罐上方的塞帽,使空气注入罐内,罐具即可脱落;也可用一般罐具的启罐方法启罐。

　　水(药)罐启罐时,为防止罐内有残留水(药)液漏出,如吸拔部位呈水平面,应先将拔罐部位调整为侧面后再启罐。

(四)启罐后的处理

　　启罐后应用消毒棉球轻拭吸拔局部,如罐斑处微觉痛痒,不可搔抓,数日内自可消退。启罐后若出现水疱,只要不擦破,可任其自然吸收。如水疱过大,可用一次性消毒针从疱底刺破,放出水液后,再用消毒敷料覆盖。如出血,应用消毒棉球拭净。如皮肤破损,应常规消毒,并用无菌敷料覆盖其上。如用拔罐治疗疮痈,启罐后应拭净脓血,并常规处理疮口。

五、拔罐法的作用

拔罐法具有温经散寒、祛风除湿、温阳益气、扶正固本、活血化瘀、消肿止痛、拔毒吸脓、祛腐生新等多种作用。

研究表明,拔罐法的温热作用与机械刺激作用,可促进血液循环与新陈代谢,从而调节神经系统功能,调节肌肉与关节活动,缓解机体疼痛,改善功能状态,达到防治疾病、强身健体、延年益寿的作用。

六、拔罐法的适应证

拔罐法的适应范围非常广泛,特别对于各种疼痛类疾病、软组织损伤、急慢性炎症、风寒湿痹证,以及脏腑功能失调、经脉闭阻不通所引起的各种病证皆有较好的疗效。临床上已从早期的拔罐法治疗疮疡发展到包括内科、外科、妇科、儿科、皮肤科、五官科等多种分科疾病的治疗。

1. 内科 拔罐法可治疗感冒、发热、咳嗽、支气管哮喘等呼吸系统疾病;呕吐、胃肠痉挛、便秘、慢性腹泻等胃肠疾病;高血压、面神经麻痹、头痛、三叉神经痛、中风后遗症、尿潴留、尿失禁等其他内科疾病。

2. 妇科 拔罐法可治疗痛经、月经不调、闭经、盆腔炎、围绝经期综合征、乳腺炎等疾病。

3. 儿科 拔罐法可治疗厌食症、腹泻、遗尿、百日咳、流行性腮腺炎等疾病。

4. 外科 拔罐法可治疗疖、疔、痈、疽、丹毒、痔疮、脱肛等疾病。

5. 皮肤科 拔罐法可治疗痤疮、荨麻疹、神经性皮炎、皮肤瘙痒症、白癜风、带状疱疹,以及用于养颜美容等。

6. 耳鼻咽喉与口腔科 拔罐法可治疗鼻炎、牙痛、口腔溃疡、慢性咽喉炎、扁桃体炎等疾病。

七、拔罐法的禁忌证

1. 高热、抽搐与痉挛发作者禁止拔罐。

2. 急性严重疾病、慢性全身虚弱性疾病与接触性传染病患者禁止拔罐。

3. 有出血倾向的患者,如血友病、白血病、血小板减少性紫癜等疾病患者禁止拔罐。

4. 骨折患者在未完全愈合前,以及急性韧带、关节、肌腱严重损伤者禁止拔罐。

5. 有严重肺气肿的患者背部与胸部不宜负压吸拔;心力衰竭患者不宜负压吸拔;心尖区、体表大动脉搏动处、静脉曲张处均不宜负压吸拔。

6. 恶性肿瘤、肺结核、瘰疬患者不宜拔罐,疝气处禁止拔罐。

7. 眼、耳、口、鼻等五官孔窍处,原因不明的肿块,皮肤有溃疡、破裂处等均不宜拔罐。

8. 婴幼儿不宜拔罐,孕妇的腰骶与腹部禁止拔罐。

9. 过饥、过饱、醉酒、过度疲劳者不宜拔罐,精神失常者、精神病发作期患者、狂躁不安者、破伤风患者、狂犬病患者等不能配合者禁止拔罐。

八、拔罐法的注意事项

1. 体位的选择 患者体位应舒适,局部宜舒展、松弛。拔罐时嘱患者不要移动身体,以免罐具脱落。拔罐数目多时,罐具之间的距离不宜太近,以免罐具牵拉皮肤产生疼痛,或因罐具间互相挤压而脱落。

2. 拔罐部位或穴位的选择 拔罐一般选择肌肉丰满、皮下组织充实与毛发较少的部位。拔罐前应充分暴露应拔部位,有毛发者宜剃去。

3. 注意预防皮肤烫伤与起疱 拔罐时若吸拔力过大,吸拔时间过久,可能使拔罐部位的皮肤起疱。操作时,操作部位应注意防止烫伤。

4. 因人而异 老年人、儿童、体质虚弱与初次接受拔罐者,以及易发生意外反应的患者,拔罐数量宜少,留罐时间宜短,以卧位为宜。妊娠妇女与婴幼儿慎用拔罐方法。

5. 留针拔罐的注意事项 如留针拔罐,选择罐具宜大,毫针针柄宜短,以免吸拔时罐具碰触针柄而造成折针等损伤。

6. 使用其他罐具的注意事项 使用瓷罐、电罐时,应注意询问患者是否戴有心脏起搏器等金属物件,有佩戴者应禁用。

7. 拔罐手法 拔罐手法要熟练,动作要轻、快、稳、准。用于燃火的乙醇棉球不可吸含乙醇过多,以免拔罐时滴落到皮肤上造成烧烫伤。如不慎出现烧烫伤,应按外科烧烫伤处理。

8. 晕罐的处理 拔罐过程中如患者出现头晕、胸闷、恶心欲呕、肢体发软、冷汗淋漓,甚至瞬间意识丧失等晕罐现象,应立即启罐,使患者呈头低脚高卧位,必要时可饮用温开水或温糖水,或掐水沟穴等,密切注意血压、心率变化,严重时按晕厥处理。

第二章 拔罐养生常用的腧穴

一、经　络

经是指经脉,直行者为经,是主干,在里,较大。络是指网络,是旁支,在表,较小。经与络关系密切,经脉、络脉合称经络。经络能沟通内外,贯穿上下,把人体的脏腑、肢体、五官九窍与皮肉筋骨等组织联系成为一个有机的整体,借以运行气血,联络脏腑肢节,是调节体内各部组织的一种特殊联络系统。身体是千亩良田,经络乃灌溉沟渠。经络可联系脏腑,沟通内外;运行气血,营养周身;抗御病邪,保卫机体。

二、腧　穴

腧穴是脏腑经络气血输注于体表的部位,是针灸施术的刺激点。腧穴在历代有许多名称,如砭灸处、气穴、骨空、孔穴、穴位。

腧穴不是孤立于体表的一个点,而是与脏腑、组织、器官有一定内在联系的一些特定部位,这些特定部位在经络线上。针灸或拔罐就是通过刺激经络腧穴,使之产生调整作用,来达到防治疾病的目的。

三、腧穴的定位方法

腧穴的定位方法有多种,其中最常用的是手指同身寸法。

手指同身寸法,又称"指寸定位法"或"手指比量法",是以患者的手指为标准,进行测量定位的方法。常用的有以下三种。

1. 中指同身寸法 该法简称"中指寸法",是以患者的中指中节屈曲时,内侧两端纹头之间定为 1 寸(图 7)。可用于四肢直寸与背部横寸取穴。

图 7 中指同身寸法

2. 拇指同身寸法 该法是以患者拇指指关节的宽度定为 1 寸(图 8)。适用于四肢的直寸取穴。

3. 横指同身寸法 该法又称"一夫法",是将患者食指、中指、无名指与小指并拢,以中指中节近心端横纹处为准,四指横量定为3寸(图9)。

图8 拇指同身寸法

图9 横指同身寸法

四、常用养生腧穴

拔罐养生的作用是与腧穴的作用相结合而产生的。具有养生作用的腧穴多为全身强壮穴;而人体的大多数腧穴从不同角度对机体功能均可起到不同程度的康复治疗作用。现将常用养生腧穴介绍如下。

1. 关元

定位:在下腹部,前正中线上,当脐下3寸(图10)。

养生作用:具有培补元阴元阳、回阳救逆、培元固本、调理冲任之功,为全身强壮要穴,道家称之为丹田,是古代养生家意守之处。可广泛应用于日常养生,能防治脏腑虚损诸疾,常灸、指针关元,则可补肾壮阳,抗衰延年,尤其是在夏秋之交,艾灸关元养生效果更好。也可用于各种虚弱与生殖、泌尿系统疾病的康复治疗,如心悸、阳痿、月经不调、小便失禁等。

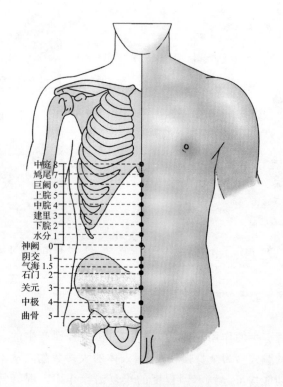

图 10 关元、气海、神阙、中脘

2. 气海

定位:在下腹部,前正中线上,当脐下 1.5 寸(图 10)。

养生作用:具有培补元气、补益强壮之功。为元气之海,是全身强壮要穴。可用于日常养生,以及因元气虚弱出现的各种病症,如咳喘、呃逆,以及生殖系统疾病的康复治疗。

3. 神阙

定位:在腹中部,脐中央(图 10)。

养生作用:为全身强壮与回阳救逆之要穴。具有培补元气、回阳固脱、健运脾胃的作用。常用于老年元气虚弱、中气不足所致的各种病症,以及生殖、泌尿、消化系统病变等多种疾病的康复治疗。

4. 中脘

定位:在上腹部,前正中线上,当脐中上 4 寸(图 10)。

养生作用:具有调理脾胃、补益中气的功能。可用于预防脾胃病,以及各种脾胃病的康复治疗。

5. 膻中

定位:在胸部,前正中线上,平第 4 肋间,两乳头连线的中点(图 11)。

天突
璇玑
华盖
紫宫
玉堂
膻中
中庭

图 11 膻 中

养生作用:膻中为八会穴之一,气会膻中,是人身理气要穴,可调理气机。临床上多用于气病或气机逆乱所致的各种病症的防治,如咳喘、胸闷、呃逆等。

6. 命门

定位：在腰部，当后正中线上，第 2 腰椎棘突下凹陷中(图 12)。

图 12　命门、至阳、大椎

养生作用：具有补肾壮阳、强腰健肾的作用。可用于腰、肾的养生，以及各种虚寒证、虚损证的生殖、泌尿系统疾病的康复治疗，如夜尿多、手足逆冷、肾虚腰痛、阳痿等。

7. 至阳

定位：在背部，当后正中线上，第 7 胸椎棘突下凹陷中(图 12)。

养生作用：具有宽胸理气、通络止痛、调理中焦脾胃的功能。可用于心胸与脾胃的养生，以及心胸、脾胃、脊背功能失调的康复治疗，如心痛、乳房胀痛、胃痛、黄疸、脊背痛等。

8. 大椎

定位:在后正中线上,第 7 颈椎棘突下凹陷中(图 12)。

养生作用:为诸阳经之交会处。具有振奋人身阳气、强壮机体、清热解表、镇静安神的作用。可用于日常养生,也可用于各种虚寒之证,如体虚感冒、流感、发热、骨蒸潮热、颈椎病等的康复治疗。

9. 风府

定位:在颈部,当后发际正中直上 1 寸,枕外隆突直下,两侧斜方肌之间凹陷中(图 13)。

图 13　风　府

养生作用:具有祛风解表、泻热和醒脑开窍之功。可用于各种表证、神志病的康复治疗,如中风不语、眩晕、感冒、颈项强痛等。

10. 百会

定位:在头部,当前发际正中直上 5 寸,或两耳尖连线的中点处(图 14)。

百会
　　1.5寸
前顶
　　1.5寸
囟会
　　1寸
上星
　　0.5寸
神庭
　　0.5寸

图14　百　会

　　养生作用:具有升阳举陷、醒脑开窍、通络止痛之功。可用于日常养生,以及头痛、脑病、高血压、失眠、痴呆、瘫痪、内脏脱垂等的康复治疗。

　　11. 合谷

　　定位:在手背,第1、2掌骨间,当第2掌骨桡侧的中点处(图15)。

　　养生作用:合谷为大肠经原穴,具有调理大肠经气、通经活络、镇静安神、泻热止痛、祛风消疹等作用,是临床常用退热要穴。可用于多种疾病的康复治疗,如面瘫、牙痛、面痛、痛经、发热、中风偏瘫、癫痫、荨麻疹、便秘等。

　　12. 曲池

　　定位:在肘横纹外侧端,屈肘,当尺泽与肱骨外上髁连线中点(图16)。

阳溪

合谷
三间
二间

商阳

图 15 合 谷

肘髎   肩髃

0   3   7   9
曲池 后五里 臂臑

阳溪 偏历 温溜 手三里 曲池
上廉 下廉

肘髎

0   3   5   8 9 10   12

图 16 曲 池

养生作用:曲池是大肠经合穴,可调节大肠腑气与大肠经气。具有祛风泻热、通经活络与降压等功能,是临床常用退热要穴。可用于多种疾病的康复治疗,如外感发热、半身不遂、肩臂疼痛、皮肤病、肠痈等。

13. 下关

定位:在面部耳前方,当颧弓与下颌切迹所形成的凹陷中(图 17)。

图 17　下　关

养生作用:具有祛风止痛、通经活络之功。多用于面部病变、牙病、耳病、下颌关节病变的康复治疗,以及面部美容保健。

14. 天枢

定位:在腹中部,距脐中 2 寸(图 18)。

养生作用:天枢是大肠募穴,具有通调大肠腑气、调理气血之功。可用于腹胀、便秘、泄泻、月经病、肥胖症的康复治疗。

15. 足三里

定位:在小腿前外侧,当犊鼻下 3 寸,距胫骨前缘 1 横指(图 19)。

图 18　天　枢

图 19　足三里、丰隆

养生作用:足三里是养生保健、全身强壮要穴,具有调理脾胃、补益气血、通经活络等功效。常灸、指压足三里可使元气充盈不衰,延年益寿。可用于日常养生,增强体质,预防疾病;亦可用于各种虚证、脾胃功能失调、下肢功能障碍、高血压等的康复治疗。

16. 丰隆

定位:在小腿前外侧,当外踝尖上 8 寸,条口外,距胫骨前缘 2 横指(图 19)。

养生作用:丰隆为祛痰要穴,具有调理脾胃、运化水湿之功。可用于对痰湿体质的养生调理,以及痰湿所致各种病症的康复治疗,如高血压、高脂血症、肥胖、咳喘、失眠等。

17. 三阴交

定位:在小腿内侧,当足内踝尖上 3 寸,胫骨内侧缘后方(图 20)。

图 20 三阴交

养生作用:三阴交为肝脾肾三经交会穴。可调理脾经与足三阳经经气,具有调脾胃、益肝肾之功。可用于对生殖系统的养生保健,以及因肝脾肾功能失调所致的各种病症,如风疹、湿疹、高血压、失眠、心悸等的康复治疗。

18. 血海

定位:屈膝,在大腿内侧,髌骨内侧端上 2 寸,当股四头肌内侧头的隆起处(图 21)。

养生作用:具有健脾除湿、调理营血、通利小便之功。可用于日常膝关节的养生,以及月经病、生殖系统疾病、泌尿系统疾病、皮肤病等的康复治疗。

19. 少海

定位:屈肘,在肘横纹内侧与肱骨内上髁连线的中点处(图22)。

图 21　血　海　　　　　　　图 22　少　海

养生作用:少海是心经之合穴,具有降压、通调心脉、宁心安神之功。可用于心脏养生,以及冠心病、失眠、痴呆、癫狂等的康复治疗。

20. 后溪

定位:在手掌尺侧,微握拳,当小指本节(第5掌指关节)后的远侧掌横纹头赤白肉际(图23)。

养生作用:后溪为八脉交会穴,通于督脉,具有通经活络止痛之功。可用于肢体痛证的康复治疗,如中风偏瘫、颈项强痛、腰痛、手指挛急等。

21. 肩贞

定位:在肩关节后下方,臂内收时,腋后纹头上1寸(图24)。

图 23 后 溪　　图 24 肩 贞

养生作用:具有通经活络止痛之功。可用于肩臂功能障碍的康复治疗,如肩关节疼痛、中风偏瘫等。

22. 颧髎

定位:在面部,当目外眦直下,颧骨下缘凹陷处(图25)。

养生作用:具有局部通经活络之功。多用于面部养颜防衰,以及面部肌肉功能失调的康复治疗,如面瘫、面肌痉挛等。

23. 攒竹

定位:在面部,当眉头陷中,眶上切迹处(图26)。

养生作用:具有降压明目、通经活络之功。多用于眼目与眼睑的日常养生保健,以及眼与眼睑功能障碍的康复治疗,如眼睑下垂、目赤肿痛、近视等。

图 25　颧　髎

图 26　攒　竹

24. 肺俞

定位：在背部，当第 3 胸椎棘突下，旁开 1.5 寸（图 27）。

第7胸椎棘突

第4腰椎棘突

大杼
风门
肺俞
厥阴俞
心俞
督俞
膈俞
肝俞
胆俞
脾俞
胃俞
三焦俞
肾俞
气海俞
大肠俞
关元俞
小肠俞
膀胱俞
中膂俞
白环俞
上髎
次髎
中髎
下髎
会阳

图 27　肺俞、心俞、膈俞、肝俞、脾俞、肾俞

养生作用：肺俞为肺之背腧穴，具有调理肺气、通经活络、泻热止痛之功。可用于肺养生，以及肺功能失调的康复治疗，如咳嗽气喘、胸闷、脊背疼痛等。

25. 心俞

定位：在背部，当第 5 胸椎棘突下，旁开 1.5 寸（图 27）。

养生作用：心俞为心之背腧穴，具有调理心脉、宁心安神、通经活络之功。可用于心脏养生，以及心脏功能失调的康复治疗，

如心痛、心悸、癫狂、失眠等。

26. 膈俞

定位:在背部,当第 7 胸椎棘突下,旁开 1.5 寸(图 27)。

养生作用:膈俞为血会穴,具有调理心脉与调理脾胃之功。可用于各种血虚、血瘀、出血证的康复治疗,以及心、脾胃功能失调的康复治疗,如心痛、呃逆、胃痛、食欲缺乏等。

27. 肝俞

定位:在背部,当第 9 胸椎棘突下,旁开 1.5 寸(图 27)。

养生作用:肝俞为肝脏之背腧穴,具有调理肝胆、疏肝理气之功。可用于肝脏养生,以及肝胆功能失调所致的各种疾病的康复治疗,如肝炎、胆囊炎、胁痛、目视不明等。

28. 脾俞

定位:在背部,当第 11 胸椎棘突下,旁开 1.5 寸(图 27)。

养生作用:脾俞为脾脏之背腧穴,具有调脾胃、补气血之功。可用于脾胃的调养,以及脾胃功能失调出现的各种疾病的康复治疗,如食欲缺乏、黄疸、腹泻、水肿等。

29. 肾俞

定位:在腰部,当第 2 腰椎棘突下,旁开 1.5 寸(图 27)。

养生作用:肾俞为肾脏之背腧穴,具有补肾益精、强腰健肾、通经活络之功。可用于日常养生,增强肾气,以及因肾虚出现的诸多病症的康复治疗,如遗精、阳痿、月经不调、不孕不育、腰膝酸软、小便不调等。

30. 膏肓

定位:在背部,当第 4 胸椎棘突下,旁开 3 寸(图 28)。

养生作用:膏肓为全身强壮穴之一,具有补虚益损、止咳平喘、通经活络之功。可用于日常养生,增强体质,以及咳嗽气喘、吐血盗汗、遗精健忘、肩背疼痛等病症的康复治疗。三伏灸膏肓有预防哮喘的作用。

3寸

附分
魄户
膏肓
神堂
譩譆
膈关

魂门
阳纲
意舍
胃仓
肓门
志室

胞肓
秩边

图 28　膏　肓

31. 承山

定位：在小腿后面正中，委中与昆仑之间，当伸小腿或足跟上提时腓肠肌腹下出现尖角凹陷处（图 29）。

养生作用：具有通经活络、通便止血之功。常用于大便难、痔疮、下肢病变的康复治疗。

32. 涌泉

定位：在足底部，卷足时足前部凹陷处，约当足底 2、3 趾趾缝纹头端与跟腱连线的前 1/3 与后 2/3 交点上（图 30）。

| 16 委中 |
| 14 合阳 |
| 11 承筋 |
| 承山 |
| 7 飞扬 |
| 3 跗阳 |
| 0 昆仑 |

图 29 承 山　　　　　图 30 涌 泉

养生作用：具有补肾填精、回阳救逆、泻热开窍之功，是养生常用腧穴。可用于肾精不足所致的多种虚证，如四肢逆冷、热厥、头晕、头痛的康复治疗。

33. 太溪

定位：在足内侧，内踝后方，当内踝尖与跟腱之间的凹陷处（图31）。

养生作用：具有补益肾气、清虚热、调经血之功。可用于肾虚所致的多种病症的康复治疗，如遗精、阳痿、耳鸣、咽喉疼痛、牙痛、头晕、头痛、腰腿痛、跟骨骨刺等。

图 31 太 溪

34. 内关

定位:在前臂掌侧,当曲泽与大陵的连线上,腕横纹上 2 寸,掌长肌腱与桡侧腕屈肌腱之间(图 32)。

图 32 内 关

养生作用:具有通调心脉、宁心安神、醒脑开窍、调理三焦气机、止呕之功。可用于心脏养生,以及心脏病、心神病与胃气上逆之证的康复治疗,如心绞痛、呃逆、呕吐、失眠、健忘等。

35. 风池

定位:在项部,当枕骨之下,与风府相平,胸锁乳突肌与斜方肌之间的凹陷处(图33)。

图33 风 池

养生作用:风池为祛内外风之要穴,具有祛风解表、醒脑开窍、镇静安神、通经活络等功能。可用于外感风邪、中风、发热、失眠、健忘、痴呆、面瘫、五官功能障碍、吞咽困难等的康复治疗。另外,按摩风池有健脑之功。

36. 肩井

定位:在肩上,前直乳中,当大椎与肩峰端连线的中点上(图34)。

养生作用:具有强壮补益、通经活络之功。可用于诸虚百损之症,如"堕胎后手足逆冷",以及"失精劳伤"等;也常用于疲劳后

图 34 肩 井

的恢复,以及颈肩病变、上肢病变的康复治疗。本腧穴多用灸法,以增强补益作用。

图 35 环 跳

37. 环跳

定位:在股外侧部,侧卧屈股,当股骨大转子最凸点与骶管裂孔连线的外 1/3 与中 1/3 交点处(图 35)。

养生作用:具有通经活络、祛风止痛之功。可用于腰腿病变的康复治疗,如中风偏瘫、下肢不遂、下肢痿证、腰腿痛等。

38. 悬钟

定位:在小腿外侧,当外踝尖上 3 寸,腓骨前缘(图 36)。

养生作用:悬钟为髓会穴,

具有填精补髓、疏肝利胆、通经活络之功。可用于髓海空虚所致的多种病症,如头目疾病、肝胆病变、下肢功能障碍等的康复治疗。

39. 太冲

定位:在足第1、2跖骨结合部之前凹陷中(图37)。

图36 悬 钟   图37 太 冲

养生作用:具有疏肝理气、调补肝血、镇静息风之功。常用于肝胆病变、头目病变与内风所致抽搐的康复治疗,如头痛、眩晕、胁痛、肝炎、胆囊炎等;也可用于美容,治疗面部晦暗。

第三章　拔罐与养生

　　五脏调养是在中医藏象理论的指导下,以五脏为核心,以维持脏腑功能稳定协调为目的的综合养生方法。因为五脏是生命的基础,是身体强壮的根本,"五脏者,身之强也""得强则生,失强则死"(《素问·脉要精微论》),所以中医拔罐养生强调以五脏为中心进行调养,通过科学的拔罐手段使"五脏所藏""五脏所主"功能正常,则人才能长久保持健康,祛病延寿。不仅拔罐养生方法如此,各种养生方法的最终目的或效验,均是要使五脏坚固、气血平和,即最终目的是要使生命的基础得以巩固加强,使五脏生理功能保持正常,进而使以五脏为中心的整个人体生命系统保持正常与协调,从而不得病,少得病,增强体质,延年益寿。

一、拔罐养心

　　中医认为,心为阳脏,位于胸中而居膈上,为"阳中之太阳"。心在五行属火,又称"火脏"。心之阳气不但可以维持心脏自身的生理功能,而且对全身具有温煦作用,推动血液,维持人体生命活动。

　　心对全身各脏腑的功能活动起着指挥与协调作用,因此"心为君主之官""心为五脏六腑之大主"。心的这种主宰地位,主要是由心"主血脉"与"主神明"的功能所决定。只有气血供养充足,人体各脏腑才能发挥各自的正常生理功能;只有心主神志的功能正常,各脏腑的活动才能相互协调。因此,中医拔罐养生特别重视养心,通过科学的拔罐手段使心阳振,心血充,心脉畅,心神明。只有心正常发挥"君主"功能,才能增强体质,祛病延年。

拔罐腧穴:心俞、督俞、膈俞。

二、拔罐养肝

中医认为,肝藏血,主疏泄,喜调达,恶抑郁。肝为阴中之少阳,体阴而用阳。肝主藏血,具有贮藏血液与调节血量的功能。人体各脏腑组织需要得到肝血的滋养才能发挥正常的生理功能,"故人卧血归于肝,肝受血而能视,足受血而能步,掌受血而能握,指受血而能摄"(《素问·五脏生成篇》)。肝脏还能根据人体各脏腑器官的活动状态,对血液进行合理的调节与输布。肝为将军之官,风木之脏,喜条达而恶抑郁,善于升发阳气。疏泄既是肝脏之功能,也是肝气条达的具体表现。人体的气、血、津液与精神情志等均必须在肝脏正常疏泄功能的支配调节下,才能发挥各自应有的功能。因此,调养肝脏,最主要的就是要顺应肝喜条达的特性,保持其正常的疏泄功能,从而维持人体气、血、津液与精神情志的条达顺畅。

拔罐腧穴:肝俞、筋缩、至阳。

三、拔罐养脾

中医认为,脾为后天之本,气血生化之源。脾为五脏之一,胃为六腑之一,两者关系十分密切。在五行归类上,脾胃均属土,胃为戊土,脾为己土;在解剖位置上,两者同位于膈下脐上,属于中焦,以膜相连;在经络上,两者互相连属,互为表里;在运化水谷上,脾主运化,胃主受纳,两者配合共同组成气血化生之源;在调节气机上,脾气主升,胃气主降,两者协调共同组成气机升降之枢纽。因此,中医拔罐养生十分重视脾胃的保养,只有脾胃功能健旺,人体才能气血充足,气机通畅,健康长寿。

拔罐腧穴:脾俞、胃俞、中脘。

四、拔罐养肺

中医认为,肺在脏腑中位置最高,外主皮毛,上通鼻窍,故与外界环境联系紧密,对气候环境变化相当敏感;且肺质柔嫩,不能耐受过寒过热的刺激。因此,一旦触冒六淫寒热等邪气,肺往往容易先病,故肺又被称为"娇脏"。肺主气,司呼吸,能主一身之气,且能通调水道,能调节气机运行与水液代谢,正如一国的宰相,因此中医奉其为"相傅之官"。只有肺气充足,人才能少生病,延年益寿。

拔罐腧穴:肺俞、风门、大椎。

五、拔罐养肾

中医认为,肾主藏精。肾的藏精体现在两个方面:一是藏"先天之精",此精禀受自父母,具有促进人体生长、发育与逐步具备生殖能力的功能,是人生命活动的原动力,因此肾被称为"先天之本";二是藏"后天之精",该精由脾胃运化水谷而生,用以濡养人体五脏六腑、四肢百骸。后天之精的化生,需依赖于先天之精的支持;而先天之精的发挥,又必须得到后天之精的不断充养。两精相互依存,相互为用。

肾主藏精,而精能生髓;髓居于骨中,骨赖髓以充养。故中医认为肾"主骨生髓",肾精充足,骨髓生化有源,则骨骼坚固有力;若肾精虚少,骨髓化源不足,则骨失养,表现为脆弱,不能久立;牙齿为"骨之余",若骨骼失养,则牙齿常会松动,甚至脱落。因此,当人衰老肾精不足时,常表现为走路不稳、牙齿掉落等。

中医拔罐养生十分重视养肾,只有肾精充足,肾阴、肾阳平衡,肾主水功能顺畅运行,人才能健康长寿。

拔罐腧穴:肾俞、京门。

六、拔罐调理体质

体质养生系指在中医理论指导下,根据不同的体质,采用相应的养生方法和措施,纠正体质之偏,达到防病延年的目的。

1. 平和质

常见表现:面色、肤色润泽,头发稠密有光泽,目光有神,鼻色明润,嗅觉通利,唇色红润,不易疲劳,精力充沛,耐受寒热,睡眠良好,胃纳佳,二便正常;舌色淡红,苔薄白,脉和缓有力。

调体法则:注意摄生保养,饮食有节,劳逸结合,生活规律,坚持锻炼。

辨体拔罐:平和质者,无气血阴阳偏颇,无明确调体拔罐穴位。平素以保养为主,可酌情适当拔罐足三里、大椎穴。当患病时,以辨病、辨证论治为主,重在及时治疗,防止因疾病导致体质偏颇。

2. 气虚质

常见表现:平素语言低弱,气短懒言,容易疲乏,精神不振,易出汗;舌淡红,舌边有齿痕,脉弱。

调体法则:培补元气,补气健脾。

辨体拔罐:在医师的指导下拔罐足三里、章门各3分钟。

3. 阳虚质

常见表现:平素畏冷,手足不温,喜热饮食,精神不振;舌淡胖嫩,脉沉迟。

调体法则:补肾温阳,益火之源。

辨体拔罐:在医师的指导下拔罐命门、肾俞各10分钟。

4. 阴虚质

常见表现:手足心热,口燥咽干,鼻微干,喜冷饮,大便干燥;舌红少津,脉细数。

调体法则:滋补肾阴,壮水制火。

辨体拔罐:在医师的指导下拔罐肾俞。

5. 痰湿质

常见表现:面部皮肤油脂较多,多汗且黏,胸闷,痰多,口黏腻或甜,喜食肥甘甜黏;苔腻,脉滑。

调体法则:健脾利湿,化痰泄浊。

辨体拔罐:在医师的指导下拔罐中脘。

6. 湿热质

常见表现:面垢油光,易生痤疮,口苦口干,身重困倦,大便黏滞不畅或燥结,小便短黄;男性易阴囊潮湿,女性易带下增多;舌质偏红,苔黄腻,脉滑数。

调体法则:分消湿浊,清泄伏火。

辨体拔罐:在医师的指导下拔罐,建里、天枢,每穴拔罐10分钟。

7. 血瘀质

常见表现:肤色晦暗,色素沉着,容易出现瘀斑,口唇暗淡;舌黯或有瘀点,舌下脉络紫黯或增粗,脉涩。

调体法则:活血祛瘀,疏利通络。

辨体拔罐:在医师的指导下拔罐,可督脉走罐至均匀出痧为佳。

8. 气郁质

常见表现:神情抑郁,情感脆弱,烦闷不乐;舌淡红,苔薄白,脉弦。

调体法则：疏肝行气，开其郁结。

辨体拔罐：在医师的指导下拔罐肝俞、胆俞、至阳，每穴 5 分钟至皮少瘀红。

9. 特禀质

常见表现：过敏体质者常见哮喘、风团、咽痒、鼻塞、喷嚏等；患遗传性疾病者有垂直遗传、先天性、家族性特征；患胎传性疾病者具有母体影响胎儿个体生长发育及相关疾病特征。

调体法则：临床对于先天性、遗传性疾病或生理缺陷，一般无特殊调治方法。或从亲代调治，防止疾病遗传。过敏体质者或益气固表，或凉血消风，总以纠正过敏体质为法。

辨体拔罐：调整过敏体质拔罐风市、血海，每穴拔罐 5～10 分钟。

七、拔罐美容

1. 头部拔罐美容　在医师的指导下辨证拔罐。

拔罐穴位：风池。

2. 眼部拔罐美容　在医师的指导下辨证拔罐。

拔罐穴位：肝俞。

3. 面部拔罐美容　在医师的指导下辨证拔罐。

拔罐穴位：合谷。

第四章　各科疾病的拔罐疗法

一、内科疾病

(一)肥胖

1. 概述　肥胖是指体内过量脂肪堆积而使体重过度增加的一种异常体质状态,是一种常见的营养障碍性疾病,是由于遗传与环境因素等所致能量摄入多于消耗而失衡的结果。常伴有怕热多汗、动作迟缓、肌肉无力、易倦、学习及劳动效率低,以及精神与心理异常等症状。肥胖是 2 型糖尿病、高血压、心血管疾病、胆石症及某些癌症的重要危险因素之一。

2. 辨证拔罐　肥胖属本虚标实。本虚以气虚为主,主要是肾虚或脾虚,或脾肾两虚。标实以痰浊、膏脂为主,常兼水湿,亦兼有气滞、血瘀。病位以脾为主,次及肾与肝胆,亦可累及心肺,但总以脾肾气虚为最多见,可伴有肝胆疏泄失调。

在医师的指导下辨证拔罐。

(1)脾虚湿阻证

不适表现:肥胖,水肿,肢体困重,疲乏无力,懒言,尿少,纳差食少,大便溏薄,脘腹胀满;舌质淡或淡红,舌苔薄腻,脉沉细。

治法:健脾化湿。

拔罐穴位:中脘、章门,每穴拔罐 5~10 分钟。

（2）胃热湿阻证

不适表现：形体肥胖，消谷善饥，头胀眩晕，肢重怠惰，口臭口干，口渴喜冷饮，大便秘结；舌质红，苔腻微黄，脉滑数。

治法：清热化湿通腑。

拔罐穴位：中脘。

（3）肝郁气滞证

不适表现：肥胖，胸胁苦满，胃脘痞满，女性可见月经不调或闭经，失眠，多梦；舌质暗红，舌苔白或薄腻，脉细弦。

治法：疏肝理气解郁。

拔罐穴位：至阳、肝俞。

（4）脾肾两虚证

不适表现：形体肥胖，虚浮肿胀，少气懒言，疲乏无力，动则喘息，头晕畏寒，食少纳差，腰膝冷痛，大便溏薄，或五更泄泻，性欲低下或阳痿；舌质淡，苔薄白，脉沉细。

治法：温阳化气利水。

拔罐穴位：命门、脊中，每穴拔罐5～10分钟。

（5）气滞血瘀证

不适表现：形体肥胖，烦躁易怒，长叹息，两胁胀满，胃脘痞满，口干舌燥，头晕目眩，失眠多梦，月经不调或闭经；舌质暗、有瘀斑，苔薄白，脉弦数或细弦。

治法：疏肝理气，活血化瘀。

拔罐穴位：膻中、血海。

（6）阴虚内热证

不适表现：肥胖，五心烦热，低热，头昏眼花，头胀头痛，腰痛腿软；舌尖红，舌苔薄或少苔，脉细数。

治法：滋阴补肾。

拔罐穴位：脾俞、胃俞、三焦俞。

（二）高脂血症

1. 概述 高脂血症是指由于脂肪代谢或运转异常，导致血液中的总胆固醇（TC）、低密度脂蛋白胆固醇（LDL-C）、三酰甘油（TG）等升高的病症。其中主要是指高胆固醇血症与高三酰甘油血症。根据病因不同，分为原发性和继发性两类。原发性高脂血症多有家族遗传倾向，目前原因未明；继发性高脂血症多继发于糖尿病、肾病、甲状腺功能减退等疾病。血脂异常与不良生活方式、饮食习惯和年龄的增长有关。经大量的流行病学、临床与实验室研究证实，高脂血症是动脉硬化的首要危险因素，与脑血管病、冠心病的发病直接相关。该病属于中医学的"痰饮"等范畴。

2. 辨证拔罐 在医师的指导下辨证拔罐。

（1）湿热蕴结证

不适表现：血脂异常，肥胖，头晕，口干口苦，疲乏，烦热，便干尿赤；舌质红，苔黄腻，脉弦滑。

治法：清热利湿。

拔罐穴位：督脉走罐（罐痧）至瘀痧，每周1次。

（2）痰湿内阻证

不适表现：血脂异常，头晕身重，胸脘满闷，胃纳呆滞，大便不畅；舌质淡，苔白腻，脉濡滑。

治法：化痰祛湿。

拔罐穴位：丰隆、中脘、建里，每穴拔罐5分钟。

（3）痰瘀结滞证

不适表现：血脂异常，头晕身重，胸胁胀闷，肢体麻木，口干纳呆，大便不爽；舌质暗红或紫暗、有瘀斑，苔白或白腻，脉弦滑或细涩。

治法：化痰行瘀。

拔罐穴位:血海、章门、痞根。

（4）脾虚湿盛证

不适表现:血脂异常,倦怠乏力,头晕身重,腹胀纳呆,大便溏薄;舌质淡胖,舌边有齿痕,苔白腻,脉濡缓。

治法:健脾利湿。

拔罐穴位:三阴交、足三里、中脘,每穴拔罐5～10分钟。

（5）肝肾阴虚证

不适表现:血脂异常,腰膝酸软,手足心热,口燥咽干,头晕耳鸣,右胁隐痛;舌质红,少苔,脉弦细或细数。

治法:滋补肝肾。

拔罐穴位:肾俞、三焦俞、膈俞。

（6）脾肾阳虚证

不适表现:血脂异常,畏寒肢冷,腰膝酸软,脘痞腹胀,夜尿频多,大便不实;舌质淡,苔薄白,脉沉迟。

治法:补肾健脾。

拔罐穴位:命门、肾俞,每穴拔罐10分钟。

（三）高血压

1. 概述 高血压是一种以体循环动脉压升高为主要特征的临床综合征,可分为原发性与继发性两大类。原因不明者,称为原发性高血压,占高血压患者的95%以上。在其余不足5%的患者中,血压升高是某些疾病的一种临床表现,有明确而独立的病因,称为继发性高血压。临床主要表现为血压升高,头晕头痛,时发时止,或头重脚轻,耳鸣心悸。该病属于中医学的"眩晕""头痛"等范畴。

2. 高血压的诊断要点 以静息、非药物状态下2次或2次以上非同日多次重复血压测定所得平均值作为依据。目前我国采用 1999 年世界卫生组织/国际高血压学会(WHO/ISH)的标准,即收缩压≥140 毫米汞柱(mmHg)和(或)舒张压≥90 毫米汞柱(mmHg)即诊断为高血压。

3. 辨证拔罐　在医师的指导下辨证拔罐。

(1)肝火上炎证

不适表现:以烦躁易怒、头晕胀痛、面红目赤为主症,兼见耳鸣如潮、胁痛口苦、便秘溲黄等症;舌质红,苔黄,脉弦数。

治法:清肝泻火。

拔罐穴位:至阳、肝俞、胆俞。

(2)痰湿内阻证

不适表现:以头重如裹为主要表现,兼见胸脘痞闷、纳呆恶心、呕吐痰涎、身重困倦、少食多寐等症;舌质淡,苔白腻,脉滑。

治法:化痰祛湿,和胃降浊。

拔罐穴位:丰隆、中脘、膻中,每穴拔罐 5 分钟。

(3)瘀血内阻证

不适表现:以头痛如刺、痛有定处为主要表现,兼见胸闷心悸、手足麻木等症,夜间尤甚;舌质暗或有瘀点、瘀斑,脉弦涩。

治法:活血化瘀。

拔罐穴位:血海、膈俞、灵台,每穴可拔至瘀紫状。

(4)阴虚阳亢证

不适表现:以五心发热、眩晕、耳鸣、腰膝酸软为主要表现,兼见头重脚轻、口燥咽干、两目干涩等症;舌质红,少苔,脉细数。

治法:平肝潜阳,清火息风。

拔罐穴位:肾俞、三焦俞。

(5)肾精不足证

不适表现:以耳鸣腰酸、心烦不寐为主要表现,兼见心悸健忘、失眠梦遗、口干口渴等症;舌质红,少苔,脉细数。

治法:滋养肝肾,益精填髓。

拔罐穴位：肾俞、命门。

（6）气血两虚证

不适表现：以短气乏力、眩晕时作、口干心烦为主要表现，兼见面白、自汗或盗汗、心悸失眠、纳呆、腹胀便溏等症；舌质淡，苔白，脉细弱。

治法：补益气血，调养心脾。

拔罐穴位：足三里、气海。

（7）冲任失调证

不适表现：以妇女月经来潮或更年期前后出现头痛、头晕为主要表现，兼见心烦、失眠、胁痛、全身不适等症，血压波动；舌质淡，苔白，脉弦细。

治法：调摄冲任。

拔罐穴位：关元、带脉。

（四）糖尿病

1. 概述 糖尿病是由于胰岛素分泌及（或）作用缺陷引起的以血糖升高为特征的代谢病，可分为 1 型、2 型、其他特殊类型及妊娠糖尿病 4 种。糖尿病患者可能出现的症状包括：口渴和口干，多饮、多尿、多食、体重下降（上述症状就是常说的"三多一少"），疲倦和视物模糊。但有些 2 型糖尿病患者很少有症状或根本没有症状。糖尿病的诊断必须依靠血糖测定，符合以下任何一个条件，可以诊断为糖尿病。

有糖尿病症状，同时任意时间血糖≥11.1 毫摩/升（200 毫克/分升）。

空腹血糖（FPG）≥7.0 毫摩/升（126 毫克/分升）。

口服葡萄糖耐量试验（OGTT）2 小时血糖水平≥11.1 毫摩/升（200 毫克/分升）。

2. 消渴的定义　消渴是以多食、多饮、多尿、口渴、乏力、消瘦，或尿有甜味为主要临床表现的病证。中医认为其发病机制主要在于阴津亏损，燥热偏盛，阴虚为本，燥热为标，两者互为因果。病变的主要脏腑在肺、胃、肾，尤以肾为关键，三者往往相互影响。消渴病常可并发多种病证，如肺痨、白内障、雀目、耳聋、疮疖痈疽、中风偏瘫、水肿等。该病证相当于西医的糖尿病，亦可见于尿崩症。

3. 辨证拔罐　在医师的指导下辨证拔罐。

(1)阴虚热盛证

不适表现：五心烦热，咽干口燥，口渴喜冷饮，多食易饥，溲赤便秘；舌质红，苔黄，脉细滑数或细弦数。

治法：养阴清热，生津止渴。

拔罐穴位：肾俞、三焦俞、督脉。

(2)气阴两虚证

不适表现：气短懒言，五心烦热，咽干口燥，倦怠乏力，多食易饥，口渴喜饮，心悸失眠，溲赤便秘；舌红少津，苔薄或花剥，脉细数无力。

治法：益气养阴。

拔罐穴位：肾俞。

(3)阴阳两虚证

不适表现：神疲乏力，气短懒言，头晕眼花，心悸失眠，自汗易感，颜面肢体水肿，咽干口燥，或手足畏寒，腰膝酸冷，夜尿频多，尿多浊沫，或小便量多，男子阳痿，女子性欲低下，大便干稀不调；舌体胖大、有齿痕，苔白或少苔，脉沉细无力。

治法：滋阴温阳，利水消肿。

拔罐穴位：肾俞。

(4)血瘀脉络证

不适表现：胸痛，胁痛，腰痛，背痛，疼痛部位固定，或为针刺样痛,肢体麻木,疼痛夜甚,肌肤甲错,口唇紫暗,面部瘀斑,健忘心悸,心烦失眠;舌质暗、有瘀斑,舌下脉络青紫纡曲,苔白,脉涩。

治法:活血化瘀。

拔罐穴位:血海、膈俞,先用三棱针点刺,后拔罐。

(5)湿热困脾证

不适表现:头身困重,四肢倦怠,胸脘腹胀,或食后饱满,体形肥胖,心胸烦闷,小便黄赤,大便不爽;舌质红,苔黄腻,脉滑数。

治法:健脾和胃,清热祛湿。

拔罐穴位:中脘、天枢。

消渴日久产生的多种慢性并发症,在不适表现上属于本虚标实。以气阴两伤、脾肾阳虚、阴阳两虚为本,瘀血阻络、痰浊不化、水湿泛滥等为标。宜标本兼顾,在前述不适表现辨治的基础上根据并发症的特点给予治疗。

(6)心络瘀滞证

不适表现:胸闷或胸痛,口干乏力,心悸气短,大便干结;舌胖质暗或有瘀斑,舌下脉络紫暗、怒张,脉沉细或涩。

治法:益气养阴,化瘀通络。

拔罐穴位:神道、督俞,每穴拔罐10分钟。

(7)瘀阻脑络证

不适表现:头晕或头痛,口干乏力,偏身麻木,半身不遂,口眼歪斜,舌强言謇或不语,或伴有神志恍惚,或神志昏迷;舌暗红或有瘀斑,苔白或黄,脉弦滑或涩。

治法:益气养阴,化瘀通脉。

拔罐穴位:涌泉、血海。

(8)肾络瘀滞证

不适表现:腰膝酸软,口干乏力,或伴头晕目眩,大便干结,尿浊;舌质暗或有瘀斑,苔白,脉沉细数或涩。

治法:滋补肝肾,益气养阴,活血通络。

拔罐穴位：肾俞。

(9)目络瘀滞证

不适表现：视力减退，或视物模糊，腰膝酸软，口干乏力，头晕目眩，大便干结；舌胖质暗或有瘀斑，苔白，脉沉细无力。

治法：滋补肝肾，益气养阴，化瘀通络。

拔罐穴位：肝俞。

(10)络空风动证

不适表现：肢体麻木，肌肤不仁，肌瘦无力，腓肠肌痛，或如电灼，挛急疼痛，昼轻夜重，口干乏力，腰膝酸软；舌胖质暗，苔薄白或少苔，脉沉细无力。

治法：滋补肝肾，息风通络。

拔罐穴位：承山。

(五)胃脘痛

1. 概述　胃脘痛又称胃痛，是指以胃脘近心窝处疼痛为主的病症。多因忧思郁怒、饮食不节、劳倦过度、感受外邪等导致胃之气机阻滞，不通则痛；亦可因脾胃虚弱，络脉失养，不荣则痛。病位在胃，但和肝脾关系最为密切。一般来讲，邪气犯胃所致胃脘痛多属急症、实证；脏腑失调，胃痛反复发作，时轻时重者，以虚证或虚实夹杂为主。常见于西医的胃痉挛、急慢性胃炎、消化性溃疡等多种疾病。

2. 辨证拔罐　胃脘痛病因虽有寒凝、湿热、食积、痰饮、瘀血阻胃，或肝气犯胃，或阴虚、阳虚，胃失所养等不同，但最终导致胃之气机壅滞，胃失和降，不通则痛则是其共同的病机。故理气和止痛是治疗胃脘痛的根本大法。临证要结合具体病机，采用相应的治法。主要有疏肝和胃、泻热清胃、散寒温胃、消导泻胃、补虚暖胃、滋阴养胃、化瘀通胃、清化醒胃、芳化胃浊、疏通胃气、升降调胃、补中益胃、止血护胃、化痰顺胃、驱蛔安胃等治法,临床可酌情灵活应用。

在医师的指导下辨证拔罐。

(1)寒邪客胃证

不适表现:胃痛暴作,遇冷痛重,得温痛减,纳呆口淡,或兼见寒热表证,泛吐清水,小便清长,大便稀溏;舌质淡,苔白,脉弦紧。

治法:温胃散寒,理气止痛。

拔罐穴位:中脘,拔罐5分钟。

(2)肝气犯胃证

不适表现:胃脘胀痛,痛窜两胁,气怒痛甚,嗳气频作,胸脘痞闷,嘈杂吞酸,喜叹息;舌边红,苔薄白,脉沉弦。

治法:疏肝理气,和胃止痛。

拔罐穴位:筋缩、至阳,拔罐至皮肤瘀紫。

(3)痰饮停胃证

不适表现:胃脘痞痛,胸腹堵闷,肢体沉重,呕吐痰涎,口黏不爽,口淡不饥;舌质淡,苔白厚腻,脉弦滑。

治法:温化痰饮,理气和胃。

拔罐穴位:中脘。

(4)饮食伤胃证

不适表现:胃脘疼痛,厌食拒按,脘腹饱胀,嗳腐酸臭,恶心呕吐,吐后症轻,大便不爽,矢气酸臭;舌质淡,苔厚腻,脉弦滑。

治法:消食导滞,理气和胃。

拔罐穴位:中脘。

(5)湿热蕴胃证

不适表现:胃脘热痛,胸脘痞满,口渴口黏不欲饮,身重纳呆,烦闷嘈杂,肛门灼热,小便短赤,大便不爽;舌质红,苔黄腻,脉滑数。

治法:清化湿热,理气和胃。

拔罐穴位:合谷、中脘。

(6)瘀血阻胃证

不适表现:胃痛如割,痛处不移,痛久拒按,入夜痛甚,痛彻胸背,食后痛重,或见呕血、黑便;舌质紫暗或有瘀斑,脉弦涩。

治法:活血化瘀,理气和胃。

拔罐穴位:血海,点刺后拔罐。

(7)胃阴亏虚证

不适表现:胃脘灼热隐痛,空腹症重,口干舌燥,烦渴思饮,食少干呕,似饥不食,大便干结;舌红少津,或舌有裂纹,无苔或少苔,脉细数。

治法:养阴生津,益胃止痛。

拔罐穴位:脾俞、胃俞,每穴拔罐5~7分钟。

(8)脾胃虚寒证

不适表现:胃凉隐痛,遇冷痛重,得食痛减,喜按喜温,畏寒肢冷,纳少便溏,口淡流涎;舌淡有齿痕,舌苔薄白,脉沉细迟。

治法:益气健脾,温胃止痛。

拔罐穴位:督脉,走罐至轻度瘀痧。

(六)便秘

1. 概述 便秘是指粪便在肠内滞留过久,秘结不通,排便周期延长;或虽周期不长,但粪质干结,排出艰难;或粪质不硬,虽有便意,但便而不畅的病症。基本病理机制为大肠传导功能失常,病位在大肠,与脾、胃、肝、肾、肺等脏腑功能失调有密切关系。病性可概括为寒、热、虚、实四个方面。相当于西医的功能性便秘。

2. 辨证拔罐 辨证当分清虚实,实者包括热秘、气秘与冷秘;虚者当辨气虚、血虚、阴虚与阳虚的不同。便秘的治疗应以通下为主,但绝不可单纯用泻下药,须辨证论治,辨清虚实,针对病机治疗。实秘为邪滞胃肠,壅塞不通所致,故以祛邪为主,辨证酌情给予泻热、温散、通导之法,使邪去便通;虚秘为肠失濡养,推动无力而致,故以扶正为先,辨证酌情给予益气温阳、滋阴养血之法,使正盛便通。

在医师的指导下辨证拔罐。

(1)实秘

①热秘证

不适表现:大便干结,腹胀腹痛,口臭口干,面红心烦,或有身热,小便短赤;舌质红,苔黄或黄燥,脉滑数。

治法:泻热导滞,润肠通便。

拔罐穴位:从命门至长强拔走罐至轻度瘀紫。

②气秘证

不适表现:排便困难,大便干结或不干,胁腹痞闷胀痛,嗳气频作;舌淡红,苔薄腻,脉弦。

治法:顺气导滞,攻下通便。

拔罐穴位:章门。

③冷秘证

不适表现:大便秘结,脘腹胀满,腹痛拒按,口淡不渴,手足不温,或兼有恶寒发热;舌质淡,苔白滑润,脉弦紧有力。

治法:攻逐寒积。

拔罐穴位:命门、天枢,每穴拔罐5～10分钟。

(2)虚秘

①气虚证

不适表现:大便不干,虽有便意而临厕努挣乏力,难于排出,挣则汗出短气,便后疲乏加重,面白神疲,疲乏无力,肢倦懒言懒动;舌淡嫩,苔白,脉弱。

治法:补气健脾,润肠通便。

拔罐穴位:神阙、气海、血海,每穴拔罐5～10分钟。

②阴虚证

不适表现：大便干结，状如羊屎，形体消瘦，或见颧红，眩晕耳鸣，心悸，腰膝酸软；舌质红，少苔或无苔，脉细数。

治法：滋阴补肾。

拔罐穴位：血海、章门。

③血虚证

不适表现：大便干结，面色淡白无华，心悸健忘，头晕目眩，唇舌淡白；舌质淡，苔薄白，脉细。

治法：养血润燥。

拔罐穴位：血海、足三里。

④阳虚证

不适表现：大便干或不干，但排出困难，手足不温，喜热怕冷，腹中冷痛，或腰脊冷重，面色㿠白；舌淡苔白，脉沉而迟。

治法：温润通便。

拔罐穴位：命门、承山，每穴拔罐5～10分钟。

（七）癃闭

1. 概述　癃闭是指以排尿困难、小便量少、点滴而出，甚则闭塞不通为主的病症。小便不利、点滴而短少、病势较缓者，称为癃；小便闭塞、点滴不通、病势较急者，称为闭。病位在肾和膀胱，因肾与膀胱功能失调，三焦气化不能宣行所致。本病相当于西医学中因各种原因所导致的尿潴留与无尿症，如肾前性、肾后性与肾实质病变所致的急慢性肾衰竭的少尿或无尿症，以及前列腺增生、尿路结石、尿路肿瘤、尿道狭窄、尿路损伤、膀胱括约肌痉挛、神经性尿闭、脊髓炎所致的尿潴留。

2. 辨证拔罐　癃闭的形成和水液代谢功能失调有密切关系。癃者轻，闭者重，二者可以互相转化。癃闭日重，浊邪壅滞三焦，三焦气化不得宣行则渐变成关格。癃闭的治疗以通利为原则。癃闭实证宜清化湿热、调畅气机、通瘀散结而通水道;虚证则宜补肾健脾而助气化,气化得行,小便自通,通补结合。根据不适表现,进行辨证论治。

在医师的指导下辨证拔罐。

(1)膀胱湿热证

不适表现:小便点滴不通,或量少而短赤灼热,小腹胀满,口干不欲饮,口苦口黏,大便不畅;舌质红,舌根苔黄腻,脉数。

治法:清热利湿,通利小便。

拔罐穴位:中极,拔罐20分钟。

(2)肺热壅盛证

不适表现:小便不畅或点滴不通,呼吸急促或有咳嗽,咽干,烦渴欲冷饮;舌质红,苔薄黄,脉数。

治法:清泄肺热,通利小便。

拔罐穴位:膻中、中极。

(3)肝郁气滞证

不适表现:小便突然不通或通而不畅,胁腹胀满,心烦易怒或情志抑郁,喜叹息;舌红,苔薄白或薄黄,脉弦。

治法:调畅气机,通利小便。

拔罐穴位:肝俞、胆俞、至阳,每穴拔罐10分钟至皮肤瘀紫(中度)。

(4)浊瘀阻塞证

不适表现:小便点滴而下或尿细如线,甚至阻塞不通,小腹胀满疼痛;舌质紫暗或有瘀斑,苔白润,脉涩。

治法:行瘀散结,通利小便。

拔罐穴位:中极、膻中。

(5)脾气不升证

不适表现:时欲小便而不得出,或量少而不爽利,小腹坠胀,气短懒言,语声低微,精神疲乏,不思纳食;舌质淡,苔薄白,脉弱。

治法:升清降浊,化气行水。

拔罐穴位:中脘,拔罐 10 分钟。

(6)肾阳衰惫证

不适表现:小便不通或点滴不爽,排出无力,畏寒肢冷,腰膝冷而酸软,面色㿠白,神气怯弱;舌淡苔白,脉沉细尺弱。

治法:温阳益气,补肾利水。

拔罐穴位:命门、三焦俞,每穴拔罐 5～10 分钟。

(八)腰痛

1. 概述 腰痛是指因闪挫或外感、内伤导致腰部气血运行不畅,或失于濡养而引起腰脊或脊旁部位疼痛为主要临床表现的病症。基本病理机制为筋脉痹阻,腰府失养。病性有虚有实,虚者多属内伤,责之于禀赋不足,肾亏腰府失养;实者多为外感风寒、湿热诸邪,痹阻经脉,或劳力扭伤,气滞血瘀,经脉不通导致腰痛。常见于西医的腰肌劳损、强直性脊柱炎等疾病。

2. 辨证拔罐 腰痛治疗当分标本虚实,辨证论治。感受外邪属实,治宜祛邪通络,依据风寒、湿热的不同,分别予以温散或清利治法;外伤腰痛属实,治宜活血祛瘀、通络止痛为主;内伤所致多属虚,治宜补肾固本为主,兼顾肝脾;虚实兼见者,宜辨主次轻重,标本兼顾。

在医师的指导下辨证拔罐。

(1)寒湿证

不适表现:寒冷和阴雨天腰痛加重,腰部冷痛重着,转侧不利,逐渐加重,静卧疼痛不减;舌质淡,苔白腻,脉沉而迟缓。

治法:散寒行湿,温经通络。

拔罐穴位:肾俞、气海俞。

（2）湿热证

不适表现：腰部疼痛，重着而热，暑湿阴雨天气腰痛加重，活动后或可减轻，身体困重，小便短赤；舌质红，苔黄腻，脉濡数或弦数。

治法：清热利湿，舒筋止痛。

拔罐穴位：委中。

（3）瘀血证

不适表现：腰痛如刺，痛有定处，痛处拒按，日轻夜重，轻则俯仰不便，重则不能转侧，或有跌仆闪挫病史；舌质暗紫或有瘀点、瘀斑，脉涩。

治法：活血化瘀，通络止痛。

拔罐穴位：局部点刺加拔罐。

（4）肾阴虚证

不适表现：腰部隐隐作痛，酸软无力，缠绵不愈，五心烦热，少寐，口燥咽干，面色潮红，手足心热；舌质红，少苔，脉弦细数。

治法：滋补肾阴，濡养筋脉。

拔罐穴位：肾俞、气海俞。

（5）肾阳虚证

不适表现：腰部隐隐作痛，局部发凉，喜温喜按，遇劳更甚，卧则减轻，常反复发作，肢冷畏寒，酸软无力，缠绵不愈，少腹拘急，面色㿠白；舌质淡，脉沉细无力。

治法：补肾壮阳，温煦经脉。

拔罐穴位：命门、肾俞。

（九）感冒

1. 概述 感冒是触冒风邪引起的以鼻塞、流涕、喷嚏、咳嗽、头痛、恶寒、发热、全身不适等为主要表现的疾病。病位主要在上焦肺卫,由于外感风邪或时行外邪客于肺卫,引起肺卫功能失调,肺失宣肃而引起,一般病程为 3～7 日,在整个病程中很少传变。相当于西医的上呼吸道感染、流行性感冒等疾病。

2. 辨证拔罐 感冒的病位在于肺卫,辨证属于表实证。根据病邪的性质,宜用解表达邪的方法。风寒证治宜辛温发汗;风热证治宜辛凉清解;暑湿杂感者,宜清暑祛湿解表;虚体感邪则宜扶正与解表并施。

在医师的指导下辨证拔罐。

(1)风寒证

不适表现:恶寒,发热,无汗,头痛,身痛,鼻塞流清涕,喷嚏;舌质淡,苔薄白,脉浮数或浮缓。

治法:辛温解表。

拔罐穴位:大椎、合谷。

(2)风热证

不适表现:发热较重,微恶风,头胀痛,鼻塞流黄涕,咳嗽,咽痛,咽红;舌边尖红,苔白或黄,脉浮数。

治法:辛凉解表。

拔罐穴位:督脉走罐,重点在大椎、陶道。

(3)暑湿证

不适表现:头昏胀重,胸闷泛恶,身热,或热势不扬,微恶风,无汗或少汗,鼻塞流涕;舌质淡或淡红,苔黄腻,脉濡数。夏秋季节多发,且常见于雨淋或吹电扇、吹空调后。

治法:清暑祛湿解表。

拔罐穴位:合谷、中脘、足三里。

(4)气虚感冒

不适表现:恶寒发热,或热势不盛,但觉时时形寒恶风,自汗,头痛鼻塞,咳嗽,痰白,倦怠乏力,语声低怯,气短;舌质淡,苔白,脉浮无力。

治法:益气解表,调和营卫。

拔罐穴位:肺俞。

(5)阴虚感冒

不适表现:发热,微恶风,无汗或微汗,或寐中盗汗,口干咽燥,手足心热,头痛,心烦,干咳少痰,或痰中带血丝;舌质红,脉细数。

治法:益阴解表。

拔罐穴位:肾俞、肺俞。

(十)不寐

1. 概述 不寐是指入睡困难,或睡而不酣,或醒后不能再睡,或时睡时醒,或整夜不能入睡的一类病症。病位主要在心,与脾、胃、肝、肾等脏腑功能失调相关。病因多为心神失养或邪扰心神。脏腑功能失调,阴阳失衡是其主要病理机制。若思虑、忧郁、暴怒、劳倦等伤及诸脏,精血内耗,彼此影响,多造成顽固性不寐。本病以虚证或虚实夹杂者居多,亦有为瘀血所致者。相当于西医的神经症等疾病。

2. 辨证拔罐 不寐的主要病理机制为阳不入阴,阴阳失调。主要病位在心,与肝、胆、脾、胃、肾等脏腑功能失调相关。虚证多属阴血不足,心失所养;实证多为火盛扰心,心神受扰。

治疗上以补虚泻实、平衡阴阳为原则,通过调和脏腑,最终达到宁心安神的目的。虚者宜补其不足;实者宜泻其有余;虚实夹杂者,则宜补泻兼顾。在辨证泻实补虚的基础上安神定志,如养血安神、镇惊安神、清心安神等。无论各种类型酌情配合心理调适、适量运动,可提高疗效。

在医师的指导下辨证拔罐。

（1）心火炽盛证

不适表现：心烦不寐，躁扰不宁，口舌生疮，口干舌燥，小便短赤；舌尖红，苔薄黄，脉数有力或细数。

治法：清心泻火，安神定志。

拔罐穴位：心俞，拔罐并有规律提松，让患者感到舒服。

（2）肝郁化火证

不适表现：急躁易怒，喜叹息，不寐多梦，甚至彻夜不眠，伴有头晕脑胀，目赤耳鸣，口干而苦，不思饮食，便秘溲赤；舌红，苔黄，脉弦而数。

治法：疏肝泻热，佐以安神。

拔罐穴位：至阳、肝俞、胆俞。

（3）痰热内扰证

不适表现：胸闷，泛恶嗳气，心烦不寐，伴有头重目眩，口苦；舌质红，苔黄腻，脉滑数。

治法：清化痰热，和中安神。

拔罐穴位：脾俞、胃俞、三焦俞。

（4）阴虚火旺证

不适表现：心烦不寐，心悸不安，口干津少，五心烦热，腰膝酸软，头晕耳鸣，健忘遗精；舌红，少苔，脉细而数。

治法：滋阴降火，养心安神。

拔罐穴位：督脉走罐。

（5）心脾两虚证

不适表现：多梦易醒，心悸健忘，神疲食少，四肢倦怠，头晕目眩，面色少华；舌质淡，苔薄白，脉细无力。

治法：补益心脾，养心安神。

拔罐穴位：心俞、脾俞。

（6）心胆气虚证

不适表现：不寐多梦，易于惊醒，胆怯心悸，遇事善惊，气短倦息,小便清长;舌质淡,苔白,脉弦细。

治法:益气镇惊,安神定志。

拔罐穴位:肝俞、胆俞。

二、妇产科疾病

(一)崩漏

1. 概述 崩漏是指妇女经血非时暴下不止或淋漓不尽,前者称"崩中"或"经崩",后者称"漏下"或"经漏"。

2. 辨证拔罐 在医师的指导下辨证拔罐。

(1)出血期治疗

①脾虚证

不适表现:经血非时暴下不止,或淋漓日久不尽,质稀,色淡;气短懒言,神疲乏力,倦怠嗜卧,小腹空坠,面浮肢肿,面色白,纳呆便溏;舌淡胖,舌边有齿痕,苔薄白,脉细弱或缓弱。

治法:补气摄血,固冲止崩。

拔罐穴位:足三里、血海。

②肾气虚证

不适表现:经血非时而下,量多或淋漓日久不尽,质清稀,色淡红或淡暗;腰膝酸软,头晕耳鸣,精神不振,面色晦暗,目眶暗黑,小便频数;舌淡暗,苔白润,脉沉弱。

治法:补肾益气,固冲止血。

拔罐穴位:气海、命门。

③肾阴虚证

不适表现:经乱无期,量多或淋漓日久不尽,质稍稠,色鲜红;五心烦热,潮热颧红,腰膝酸痛,头晕耳鸣,夜寐不安;舌红,少苔,脉细数。

治法:滋补肾阴,固冲止血。

拔罐穴位:肾俞。

④肾阳虚证

不适表现:经血非时而下,量多或淋漓日久不尽,质稀,色淡暗;肢冷畏寒,腰膝酸软,面色晦暗或有暗斑,精神不振,小便清长,夜尿频多,肢肿便溏;舌质淡暗,苔白润,脉沉迟无力。

治法:温肾助阳,固冲止血。

拔罐穴位:命门、三焦俞。

⑤虚热证

不适表现:经乱无期,量多或淋漓日久不尽,质稠,色鲜红;两颧潮红,烦热少寐,咽干口燥,潮热盗汗,大便干结;舌质红,少苔,脉细数。

治法:滋阴清热,固冲止血。

拔罐穴位:膈俞、血海。

⑥实热证

不适表现:经乱无期,量多如注,或淋漓日久不尽,质稠,色深红;烦热口渴,喜冷饮,面红唇赤,大便干结,小便短黄;舌质红,苔黄,脉滑数。

治法:清热凉血,固冲止血。

拔罐穴位:大椎、血海。

⑦血瘀证

不适表现:经乱无期,量时多时少,时出时止,经行不畅,色紫暗有块;胸胁胀满或刺痛,小腹疼痛拒按,面色晦暗;舌质紫或有瘀斑,脉涩。

治法:活血化瘀,固冲止血。

拔罐穴位:膈俞。

（2）血止后治疗

崩漏止血后,应根据患者的不同年龄阶段给予相应的治疗。对青春期与生育期患者,宜调整月经周期,以建立或恢复排卵功能为主;生育期因崩漏导致不孕者,宜调经种子;对绝经过渡期患者,宜以预防子宫内膜病变为治疗原则。

拔罐穴位:足三里、涌泉。

（二）闭经

1. 概述　闭经是指女子年逾 16 周岁尚未来潮,或月经周期建立后又中断 6 个月以上,或月经停闭超过既往 3 个月经周期以上。前者为原发性闭经,后者为继发性闭经。

2. 辨证拔罐　在医师的指导下辨证拔罐。

（1）肾气亏损证

不适表现:女子年逾 16 岁尚未行经,或初潮偏迟,时有月经停闭,或月经周期建立后,出现月经周期延后、经量减少,渐至月经停闭;第二性征发育不良,全身发育欠佳,腰腿酸软,头晕耳鸣,倦怠乏力,夜尿频多,性欲淡漠,面色晦暗,眼眶暗黑;舌质淡润,苔薄白,脉沉弱。

治法:补肾益气,养血调经。

拔罐穴位:命门、肾俞、三焦俞。

（2）肝肾阴虚证

不适表现:经量减少,色鲜红,质黏稠,经期逐渐延后以致停闭不行;腰膝酸软,五心烦热,神疲倦怠,头晕耳鸣,两目干涩,面色少华;舌质暗淡,苔薄白或薄黄,脉弦细而数或沉细无力。

治法:滋补肝肾,养血调经。

拔罐穴位:肾俞、肝俞,拔罐至皮肤呈轻度瘀痧状。

（3）气血虚弱证

不适表现：月经周期延迟，量少，质稀薄，色淡红，渐至经闭不行；神疲肢倦，头晕眼花，心悸气短，面色萎黄；舌质淡，苔薄，脉沉缓或细弱。

治法：益气养血调经。

拔罐穴位：脾俞、胃俞。

（4）阴虚血燥证

不适表现：月经周期延后，经量少，质稠，色红，渐至月经停闭不行；五心烦热，颧红唇干，咽干口燥，盗汗甚至骨蒸劳热，干咳或咳嗽咯血，大便燥结；舌红苔少，脉细数。

治法：滋阴清热，养血调经。

拔罐穴位：血海。

（5）气滞血瘀证

不适表现：月经停闭；胸胁与乳房胀满，小腹胀痛拒按，烦躁易怒，嗳气叹息，精神抑郁；舌质紫暗、有瘀点，苔薄白，脉沉弦。

治法：理气活血，祛瘀通经。

拔罐穴位：督脉走罐至中度瘀痧状，每日 1 次。

（6）痰湿阻滞证

不适表现：月经延后，经量少，质黏稠，色淡，渐至月经停闭；形体肥胖，胸闷呕恶，神疲倦怠，面浮肢肿，带下量多，色白质稠，头晕目眩，心悸气短；舌质淡，苔白腻，脉滑。

治法：健脾燥湿化痰，活血调经。

拔罐穴位：中脘、天枢。

（7）寒凝血瘀证

不适表现：月经停闭；小腹冷痛拒按，得热痛缓，形寒肢冷，面色青白，小便清长；舌质紫暗，苔白，脉沉紧。

治法：温经散寒，活血调经。

拔罐穴位：关元或神阙，拔罐 10～20 分钟。

（三）痛经

1. 概述　痛经是指妇女正值经期或经行前后出现周期性下腹部疼痛，或伴腰骶酸痛，影响正常工作及生活。相当于西医的原发性痛经与继发性痛经。

2. 辨证拔罐　在医师的指导下辨证拔罐。

（1）气滞血瘀证

不适表现：经前或经期小腹胀痛拒按，经行不畅，色紫暗，有血块，块下痛减；心烦易怒，经前乳房胀痛；舌质暗红或有瘀点、瘀斑，苔薄白，脉弦。

治法：理气活血，化瘀止痛。

拔罐穴位：合谷、关元。

（2）寒凝血瘀证

不适表现：经前或经期小腹冷痛，得热痛减，色暗，有血块；平素畏寒肢冷，带下量多，质清稀；舌质暗或有瘀点、瘀斑，苔白或腻，脉沉紧。

治法：温经散寒，化瘀止痛。

拔罐穴位：关元或神阙，拔罐20分钟。

（3）湿热瘀阻证

不适表现：经前或经期小腹疼痛或胀痛拒按，有灼热感，或痛连腰骶，质稠，色暗红，或夹较多黏液；平素带下量多，色黄，质稠，有味，或低热起伏，小便黄赤；舌质红，苔黄腻，脉弦数或滑数。

治法：清热除湿，化瘀止痛。

拔罐穴位：足三里、中脘。

（4）气血虚弱证

不适表现：经期或经后小腹隐隐坠痛，喜按，或小腹及阴部空坠，月经量少，质清稀，色淡；神疲乏力，面色无华；舌质淡，苔薄白,脉细无力。

治法:补气养血,调经止痛。

拔罐穴位:足三里、气海、中脘,每穴拔罐 10 分钟。

(5)肝肾亏损证

不适表现:经期或经后小腹绵绵作痛,伴腰骶部酸痛,月经量少,质稀,色淡暗;头晕耳鸣,失眠健忘,或伴潮热;舌质淡红,苔薄白,脉细弱。

治法:补养肝肾,调经止痛。

拔罐穴位:三阴交、肾俞、三焦俞。

(四)更年期综合征

1. 概述　更年期综合征是指妇女在绝经前后由于卵巢功能衰退引起的一系列以自主神经系统功能紊乱为主,伴有神经心理症状的一组症候群,又称"围绝经期综合征""绝经期综合征"。中医称之为"经断前后诸证"或"绝经前后诸证"。

2. 辨证拔罐　在医师的指导下辨证拔罐。

(1)肝肾阴虚证

不适表现:绝经前后月经紊乱,月经提前,量或多或少,经色鲜红;烘热汗出,五心烦热,口燥咽干,眩晕耳鸣,目涩,失眠多梦,健忘,腰膝酸痛,阴部干涩,或皮肤干燥、瘙痒、感觉异常,溲黄便秘;舌红少苔,脉细数。

治法:滋养肝肾,育阴潜阳。

拔罐穴位:委中。

(2)肾虚肝郁证

不适表现:绝经前后月经紊乱,烘热汗出,胸闷叹息,烦躁易怒,精神抑郁,睡眠不安,大便时干时溏;舌质红,苔薄白或薄黄,脉沉弦或细弦。

治法:滋肾养阴,疏肝解郁。

拔罐穴位:至阳、筋缩。

(3)心肾不交证

不适表现:绝经前后月经紊乱,烘热汗出;腰膝疲软,精神涣散,思维迟缓,心悸怔忡,心烦不宁,失眠健忘,多梦易惊;舌红少苔,脉细或细数。

治法:滋阴降火,补肾宁心。

拔罐穴位:心俞、督俞。

(4)肾阴阳两虚证

不适表现:绝经前后月经紊乱,经色暗或淡红,时而畏寒,时而烘热;自汗,盗汗,头晕耳鸣,失眠健忘,腰背冷痛,足跟痛,水肿便溏,小便频数;舌质淡,苔白,脉沉细弱。

治法:补肾,调补冲任。

拔罐穴位:命门、肾俞。

(五)盆腔炎性疾病后遗症

1. 概述 盆腔炎性疾病后遗症是指盆腔炎性疾病未得到及时正确的治疗而发生的一系列后遗症。本病曾被称为"慢性盆腔炎"。属于中医"痛经""月经失调""带下病""癥瘕""不孕"等范畴。

2. 辨证拔罐 在医师的指导下辨证拔罐。

(1)湿热瘀阻证

不适表现:下腹隐痛,或小腹疼痛拒按,痛连腰骶,或阴部坠胀,劳累或经行时加重;月经经期延长,月经量多,伴痛经;带下量多,质黏稠,色黄,有臭气;小便黄赤,大便干结或溏而不爽;或见低热起伏,胸闷纳呆,婚久不孕;舌质红,苔黄腻,脉滑数。

治法:清热除湿,化瘀止痛。

拔罐穴位:八髎。

(2)气滞血瘀证

不适表现:下腹胀痛或刺痛,劳累或经期加重;月经先后不定期,量时多时少,经行不畅,色暗血块多,瘀块排出则腹痛减,经期延长,伴见经期乳房胀痛,情志抑郁;平素胸胁胀满,情志不畅,口唇爪甲紫暗,皮肤有瘀点;舌质紫暗、有瘀斑,苔薄白,脉涩。

治法:疏肝解郁,化瘀止痛。

拔罐穴位:气海、关元、中极,每穴拔罐 10 分钟。

(3)气虚血瘀证

不适表现:下腹疼痛或坠痛,缠绵日久,痛连腰骶,经行加重;月经量多,经期延长;带下量多,色白质稀;神疲乏力,少气懒言,精神萎靡,食少纳呆,面色㿠白;舌质淡暗或有瘀点、瘀斑,苔白,脉弦涩无力。

治法:益气健脾,化瘀散结。

拔罐穴位:血海刺血加拔罐。

(4)寒湿瘀阻证

不适表现:小腹冷痛,或坠胀疼痛,劳累或经期加重,得热痛减;经行后期,量少色暗,痛经,瘀块排出则腹痛减;平素小腹、腰骶冷痛,得热痛减;四肢不温,神疲乏力;带下清稀量多;小便清长,大便稀溏;舌质淡暗,苔白腻,脉沉迟。

治法:散寒除湿,活血化瘀。

拔罐穴位:八髎,拔罐 20 分钟。

(六)女性性高潮障碍

1. 概述 女性性高潮障碍系指女性虽有性要求,性欲正常或较强,在性活动时虽然受到足够强度与时间的有效刺激,并出现正常的兴奋期反应之后,性高潮仍反复地或持续地延迟或缺乏,仅能获得低水平的性快感,因此很少或很难达到性满足,在很多情况下,也存在着性兴奋的抑制。临床又称为"性高潮缺失""性欲高潮功能障碍""性感缺乏"等。

2. 女性性高潮障碍的主要原因　禀赋不足,素体阳虚,或久病、大病,伤及命门之火;或纵欲伤阳,或卒恐伤肾,或病损肾精,或房劳过度,起居熬夜失常;或素多抑郁,或所欲不遂,或久病伤脾,或思虑损脾,或久病失养,或脾胃虚弱,或饮食不节、恣食豪饮等,导致命门火衰、肾精不足、肝气郁结、心脾两虚、奇经虚损、痰湿过盛,造成性高潮障碍。多认为本病与肾、肝、心及奇经有关,并有"实者在肝,虚者在肾、奇经"之说。心主君火,主神,均与性高潮有密切关系。在临床中,当察形神、辨寒热、察虚实,"谨守病机",给予恰当治疗。

3. 辨证拔罐　在医师的指导下辨证拔罐。

(1)命门火衰证

不适表现:情动而无高潮,交而少快感,素少腹虚冷或胞寒不孕,神疲乏力,尿清便溏,月事稀少;舌质淡,苔薄白,脉沉迟无力。

治法:温补命火,培元固本。

拔罐穴位:命门、神阙,每穴拔罐 15 分钟。

(2)肾精不足证

不适表现:性欲迫切,但阴道干涩,少快感,高潮难至,五心烦热,腰膝酸软,头晕耳鸣,口干不多饮;舌红少苔,脉细数。

治法:滋肾填精,养阴降火。

拔罐穴位:肾俞。

(3)肝气郁结证

不适表现:性交感受不到性高潮,并有情怀郁闷、精神不悦、胸闷胁胀、善叹息;舌暗红,苔薄白,脉弦细。

治法:疏肝解郁,以畅快意。

拔罐穴位:三阴交。

(4)奇经虚损证

不适表现:性高潮难至,月经后期,月经过少,甚至闭经,不孕;舌质淡,苔薄白,脉细弱。

治法:温补奇经,养精益血。

拔罐穴位:关元、命门,每穴拔罐5分钟。

(5)心脾两虚证

不适表现:性交无性欲高潮,并见神疲乏力,食少便溏,多梦健忘,心悸少寐;舌质淡,苔少,脉细弱。

治法:补益心脾。

拔罐穴位:脾俞、心俞。

(6)痰湿过盛证

不适表现:无性高潮,痰多呕恶,头晕目眩,肢体重浊,胸闷,或见形体肥胖,或畏寒肢冷;口中黏腻,脉沉滑或弦滑。

治法:化痰除湿,舒筋通络。

拔罐穴位:中脘、天枢。

三、外科疾病

(一)乳痈

1. 概述　乳痈是指由热毒入侵乳房而引起的急性化脓性疾病。常发生于产后未满月的哺乳期妇女,尤其初产妇多见。在哺乳期发生,名"外吹乳痈";在妊娠期发生,名"内吹乳痈";在非哺乳期与非妊娠期发生,名"不乳儿乳痈"。相当于西医的急性化脓性乳腺炎。

2. 辨证拔罐　乳痈治疗当以消为贵。对于郁滞者以通为主,成脓者以彻底排脓为要;对并发脓毒败血症者,应及时采用中西医结合综合疗法。

在医师的指导下辨证拔罐。

(1)气滞热壅证(郁滞期)

不适表现:排乳不畅,乳房肿胀疼痛,结块或有或无,皮色不变或微红;伴有头痛,恶寒发热,周身酸楚,口渴,便秘;舌质正常或红,苔薄白或薄黄,脉浮数或弦数。

治法:疏肝清胃,通乳消肿。

拔罐穴位:督脉走罐至中度瘀痧状。

(2)热毒炽盛证(成脓期)

不适表现:乳房肿痛加重,结块增大,乳房皮肤焮红灼热,继之结块中软应指;或切开排脓后引流不畅,乳房红肿热痛不消,有"传囊"现象;伴壮热不退,口渴喜饮;舌质红,苔黄腻,脉洪数。

治法:清热解毒,托里透脓。

拔罐穴位:灵台,三棱针点刺后拔罐。

(3)正虚毒恋证(溃后期)

不适表现:乳房溃脓后肿痛虽轻,但疮口流脓清稀,淋漓不尽,日久不愈;或乳汁从疮口溢出,形成乳漏;伴低热不退,全身乏力,面色少华,饮食减少;舌质淡,苔薄黄,脉弱无力。

治法:补益气血,托毒生肌。

拔罐穴位:灵台、足三里。

(二)乳腺增生病

1. 概述 乳腺增生病是指乳腺组织既非炎症也非肿瘤的良性增生性疾病。相当于中医的"乳癖"。乳腺增生病是最常见的乳腺疾病,约占全部乳腺疾病的75%。

本病常见于青中年女性,表现为乳房有不同程度的胀痛、刺痛或隐痛,可放射至腋下、肩背部,可与月经、情绪变化有相关性;

一侧或两侧乳房发生单个或多个大小不等、形态多样的肿块,肿块可分散于整个乳房,与四周组织界限不清,与皮肤或深部组织不粘连,推之可动,有触痛,可随情绪及月经周期的变化而消长,部分患者乳头可有溢液或瘙痒。

2. 辨证拔罐 在医师的指导下辨证拔罐。

(1)肝郁痰凝证

不适表现:多见于青壮年妇女,乳房胀痛,乳房肿块质韧稍硬,大小、形态不一,乳房肿块大小或可随喜怒而消长,或与月经相关;性情急躁或抑郁,胸闷胁胀,失眠多梦,心烦口苦;舌质淡,苔薄黄,脉弦滑。

治法:疏肝解郁,化痰散结。

拔罐穴位:肝俞、肺俞、脾俞。

(2)冲任失调证

不适表现:多见于中年妇女,乳房肿块连绵隐痛,月经前加重,经后缓减,月经紊乱;或见形寒肢冷,腰膝酸冷或酸软而痛;或五心烦热,月经量少色淡,月经失调或闭经;舌质淡或淡红,苔白,脉沉细。

治法:补益肝肾,调摄冲任。

拔罐穴位:血海,拔罐5分钟。

四、男科疾病

(一)阳痿

1. 概述 阳痿是指男性除未发育成熟或已到性欲衰退期,性交时阴茎不能勃起,或虽勃起但勃而不坚,或勃起不能维持足够的时间,以致不能完成性交全过程的一种病症。阳痿是常见的男性性功能障碍,我国城市男性的阳痿总患病率为26.1%,而40岁以上中老年男子阳痿的患病率为 40.2% ～ 73.1%,且随着年龄的增长而上升,60 岁以上者尤为明显。目前,西医学将"阳痿"称为"勃起功能障碍"。

2. 辨证拔罐 在医师的指导下辨证拔罐。

(1)肝气郁结证

不适表现:阳事不兴,或举而不坚;烦躁易怒,胸胁胀满,善叹息,心情抑郁,纳食不香;舌质淡或红,苔薄白,脉弦或细弦。

治法:疏肝解郁。

拔罐穴位:三阴交、关元。

(2)湿热下注证

不适表现:阴茎痿软;睾丸坠胀作痛,阴囊潮湿,瘙痒腥臭;胁胀腹闷,肢体困倦,泛恶口苦,小便色黄,尿道灼痛;舌质红,苔黄腻,脉滑数或沉滑。

治法:清利湿热。

拔罐穴位:三阴交。

(3)脾虚胃弱证

不适表现:临房阴茎举而不坚;纳食减少,脘腹饱闷,身体倦怠,四肢乏力,面色萎黄;舌淡,苔薄,脉沉弱。

治法:补脾益胃。

拔罐穴位:中极、中脘。

(4)气血瘀阻证

不适表现:阴茎临举不坚,经久不愈,或服滋补反甚;伴会阴胀感,睾丸刺痛,或少腹抽痛,肌肤粗糙失润,精神抑郁,心烦易怒;多有动脉硬化、糖尿病或阴部外伤及盆腔手术史;舌质暗、有瘀点或瘀斑,脉沉涩或弦。

治法:行气活血,通脉振阳。

拔罐穴位:八髎,拔罐 10 分钟。

(5)心脾两虚证

不适表现:阴茎临房不举,或举而不坚不久;心悸不宁,神疲乏力,精神不振,失眠多梦,面色无华,食少纳呆,腹胀便溏;舌质淡,苔薄白,脉细弱。

治法:补益心脾。

拔罐穴位:三阴交、关元。

(6)惊恐伤肾证

不适表现:阴茎不举,凡有性欲要求时则心悸怔忡;平素心悸易惊,精神苦闷,胆怯多疑,夜多噩梦,常有被惊吓史;舌质淡,苔薄白,脉弦细或细弱无力。

治法:宁神益肾。

拔罐穴位:肾俞、三阴交。

(7)肾阴亏虚证

不适表现:阳事不举,或举而不坚,多由正常而逐渐不举,终至痿软不起;伴腰膝酸软,五心烦热,眩晕耳鸣,失眠多梦,遗精,形体消瘦;舌质红、少津,脉细数。

治法:滋阴补肾。

拔罐穴位:肾俞。

(8)肾阳不足证

不适表现:阳事不举,或举而不久,多由正常而逐渐不举,终至痿软不起;阴部冷凉,形寒肢冷,神疲倦怠,面色无华,头晕耳鸣,腰膝酸软,小便清长;舌淡胖,苔薄白,脉沉细。

治法:温肾助阳。

拔罐穴位:命门、关元。

(二)早泄

1.概述 早泄是指性交时阴茎尚未接触或刚接触女方外阴,

或阴茎虽进入阴道,但在很短的时间内便发生射精,随后阴茎疲软,不能维持正常性生活的病症。本病是男科较常见的男性性功能障碍疾病。西医认为,不能控制的过早射精并引起消极的身心影响可称为早泄。目前,本病还没有一个公认的定义。

2. 辨证拔罐　在医师的指导下辨证拔罐。

(1)肾气不固证

不适表现:未交即泄,或乍交即泄,性欲减退,腰膝酸软或疼痛,小便清长或不利,面色不华;舌质淡,苔薄白,脉沉弱或细弱。

治法:补肾固精。

拔罐穴位:肾俞、三阴交。

(2)肝经湿热证

不适表现:未交即泄,或交则早泄,性欲亢进,心烦易怒,口苦咽干,阴囊湿痒,小便黄赤;舌质红,苔黄腻,脉弦滑或弦数。

治法:清肝泻火,利湿泄浊。

拔罐穴位:肝俞、中极。

(3)心脾两虚证

不适表现:行房早泄或未交即泄,性欲减退,四肢倦怠,乏力,多梦健忘,纳少便溏,心悸,失眠;舌质淡,苔薄白,脉细弱。

治法:健脾养心,安神摄精。

拔罐穴位:心俞、脾俞。

(4)阴虚火旺证

不适表现:阳事易举,甫交即泄,或未交即泄,五心烦热,潮热,盗汗,腰膝酸软;舌红苔少,脉细数。

治法:滋阴降火,补肾涩精。

拔罐穴位:京门、肾俞。

(5)心肾不交证

不适表现:阳事易举,早泄,梦遗,腰酸腿软,心烦不寐;舌红少苔,脉细数。

治法:交通心肾,潜阳固精。

拔罐穴位:心俞、督俞,每穴拔罐5分钟。

(6)肝气郁结证

不适表现:早泄,心烦易怒,精神抑郁,胁胀少腹胀痛,胸闷,善叹息,少寐多梦;舌质淡,苔薄白,脉弦。

治法:疏肝解郁。

拔罐穴位:督脉走罐至痧点饱满。

(三)慢性前列腺炎

1. 概述 慢性前列腺炎属于中医"精浊"范畴,是中青年男性常见的一种生殖系统炎症性疾病,约50%的男性在一生中的某个阶段会受到前列腺炎的困扰。前列腺炎患者的临床表现多种多样,其典型表现主要是会阴、小腹等部位疼痛,以及排尿异常症状。该病具有发病缓慢、病情复杂、缠绵难愈、容易复发的特点。

2. 辨证拔罐 在医师的指导下辨证拔罐。

(1)湿热蕴结证

不适表现:尿道灼热感,尿频,尿急,尿痛,排尿终末或大便时偶有白浊,会阴、腰骶、阴囊、睾丸、小腹坠胀疼痛,阴囊潮湿,尿后滴沥;舌质红,苔黄或黄腻,脉滑数。

治法:清热利湿,行气活血。

拔罐穴位:八髎。

(2)气滞血瘀证

不适表现:小腹、会阴、睾丸、腰骶、腹股沟坠胀隐痛或痛如针刺,时轻时重,在情志刺激、久坐、受凉时加重,心烦易怒;舌质暗或有瘀点、瘀斑,苔白,脉沉涩。

治法:活血化瘀,行气止痛。

拔罐穴位:血海,三棱针刺血加拔罐。

(3)肝气郁结证

不适表现:胸闷,善叹息,烦躁易怒,性情急躁,焦虑抑郁,症状随情绪波动加重;会阴部或外生殖器区,或下腹部,或耻骨上区,或腰骶及肛周坠胀不适、隐隐作痛,小便淋漓不畅;舌质淡或淡红,苔薄白,脉弦。

治法:疏肝解郁,理气止痛。

拔罐穴位:三阴交。

(4)肾阴不足证

不适表现:尿后余沥,小便涩滞不畅,时有精浊,腰膝酸软,五心烦热,口干咽燥,头晕眼花,失眠多梦,遗精早泄;舌红少苔,脉细数。

治法:滋补肾阴,清泻相火。

拔罐穴位:肾俞、八髎。

(5)脾肾阳虚证

不适表现:畏寒肢冷,腰骶酸痛,倦怠乏力,精神萎靡,少腹拘急,小便频数而清长,滴沥不尽,阳事不举,劳则精浊溢出;舌质淡,苔白,脉沉弱。

治法:温补脾肾,行气活血。

拔罐穴位:命门、肾俞、关元。

(四)良性前列腺增生

1. 概述　良性前列腺增生又称良性前列腺肥大或前列腺增生症,为老年男性常见疾病。在组织学上主要表现为前列腺间质与腺体成分的增生,在解剖学上主要表现为前列腺增大,临床表现主要为下尿路症状(LUTS)与尿流动力学上的膀胱出口梗阻(BOO)。值得注意的是,前列腺大小与临床症状的严重程度并不成比例。其发病年龄一般从 50 岁左右开始,发病率为 30%～50%,60～70 岁发病率可达到 75%。前列腺增生症属中医"癃闭"范畴,其中排尿困难者为癃,主要表现是小便不利,点滴而短少,病势较缓;急性尿潴留者为闭,主要表现是小便闭塞,点滴不通,病势较急。本病核心病理机制为肾虚血瘀,治疗当在补肾活血散结的基础上酌情佐以行气、清热、利湿、宣肺、补气等治法。中医治疗应以通为用,温肾益气、活血利尿是基本治疗法则。出现并发症时宜采用中西医结合综合疗法。

2. 辨证拔罐　在医师的指导下辨证拔罐。

(1)脾肾气虚证

不适表现:尿频,排尿起始延长,时欲小便而量不多,排尿无力,溺后余沥不尽,甚则小便不通,或点滴而出不成线,小腹膨胀;倦怠乏力,少气懒言,动则气短,面色萎黄,纳差;舌质淡,苔薄白,脉弦细。

治法:益气升提、化气行水。

拔罐穴位:百会、关元,每穴拔罐不少于 20 分钟。

(2)气滞血瘀证

不适表现:小便排出不畅,尿如细线或有分叉,尿道涩痛,排不尽感,甚或小便阻塞不通,会阴憋胀,小腹胀满隐痛;心烦易怒,胸闷;舌质暗或有瘀斑,苔白,脉弦涩。

治法:活血祛瘀、散结利水。

拔罐穴位:八髎、血海。

(3)湿热蕴结证

不适表现:小便频数黄赤,尿道灼热涩痛,排尿不畅,甚则点滴不通,小腹胀满;大便干燥,口苦口黏;舌质暗红,苔黄腻,脉滑细数。

治法:清利湿热、消瘀散结。

拔罐穴位:地机、中极。

（4）肾阳不足证

不适表现：尿意频频而量少，小便排出无力，尿线细，射程短，甚至滴沥不爽，甚者尿闭不通；畏寒肢冷，小腹发凉，面色华白，神疲乏力，腰膝酸软；舌质淡、体胖，苔白，脉沉细弱。

治法：温肾助阳，化气行水。

拔罐穴位：命门、肾俞、三焦俞，每穴拔罐不少于 20 分钟。

（5）肾阴亏虚证

不适表现：小便频数不爽，尿少热赤，甚或闭塞不通；五心烦热，头晕耳鸣，腰膝酸软，大便秘结；舌质红、少津，苔少，脉细数。

治法：滋补肾阴，通窍利尿。

拔罐穴位：肾俞、气海俞，每穴拔罐至皮肤瘀紫。

五、儿科疾病

（一）发热

1. 概述 发热是指体温异常升高超过正常范围高限。正常小儿腋下体温一般为 36～37℃，因此，腋下温度超过 37℃，可认为发热。其中，37.1～37.9℃为低热，38～38.9℃为中度发热，39～41℃为高热，超过 41℃为超高热。因为小儿具有"阳常有余，阴常不足"的特点，所以朱丹溪有"凡小儿有病皆热"，王肯堂有"小儿之病为热居多"等论点。故发热为儿科最常见的症状之一，可分为外感发热与内伤发热两大类型，常见于儿科多种急、慢性疾病的某一个发展阶段。现代医学的上呼吸道感染、急性扁桃体炎、流行性感冒、肺炎与消化不良等所导致的发热皆属本病范畴。

2. 小儿发热的原因 中医认为，小儿脏腑娇嫩，形气未充，腠理疏薄，卫表不固，加上冷热不能自调，功能不健全，易为六淫之邪侵袭,其中特别是以感受风寒、风热或暑热为多。外邪侵袭机体,邪正相争于肺卫,卫外之阳被郁而引起发热。若外感误治,可入里化热,或乳食积滞、环境改变等可致脾胃运化功能失司,郁而发热,属脾胃实热;若先天不足、后天失养或热病耗阴,虚火上炎,可致阴虚内热。

西医认为,发热可分为感染性发热与非感染性发热两大类。感染性发热常与细菌、病毒、支原体、寄生虫、螺旋体、立克次体等感染有关;非感染性发热多见于机械性挤压伤、肿瘤、血液病、结缔组织病及一些急性代谢障碍性疾病等。

3. 辨证拔罐 在医师的指导下辨证拔罐。

(1)风寒表证

不适表现:以体温异常升高为主要表现。外感风寒兼头痛、发热、恶寒、无汗、鼻塞、流清涕;舌质淡,苔薄白,指纹鲜红或脉浮紧。

治法:辛温解表。

拔罐穴位:大椎。

(2)风热表证

不适表现:发热少汗,恶寒畏风,口干,咽痛,鼻塞,流脓涕;舌质淡红,苔薄黄,指纹红或紫或脉浮数。

治法:辛凉解表。

拔罐穴位:大椎、合谷,并督俞刮痧至潮红瘀点均匀。

(3)暑热证

不适表现:暑热证兼长期发热不退、口渴多尿、少汗、倦怠嗜睡、头重如裹等。

治法:清暑解表。

拔罐穴位:大椎,刺血、拔罐。

(4)脾胃实热证

不适表现:内伤发热兼腹痛拒按、面红唇赤、嗳腐吞酸、便秘或溏;舌质红,苔黄腻,指纹深紫或脉弦滑数。

治法:泻肺通腑,清解里热。

拔罐穴位:督脉走罐,用泻法。

(5)阴虚内热证

不适表现:午后低热,潮热盗汗,心烦易怒,形瘦,纳呆;舌红苔剥,指纹淡紫或脉细数。

治法:益气养阴清热。

拔罐穴位:肺俞、胃俞。

（二）腹泻

1. 概述 腹泻是以大便次数增多,粪便稀薄,甚至如水样便为主要不适表现,是小儿常见疾病之一,尤其以 2 岁以下婴幼儿为常见。本病一年四季均可发生,尤其以夏秋季节为多见。若为中毒性消化不良,应进行综合治疗。若治疗不及时,迁延日久可影响小儿的营养、生长与发育。重症患儿还可引起脱水、酸中毒等一系列严重后果,甚至危及生命。

2. 小儿腹泻的原因

(1)感受外邪:小儿脏腑娇嫩,藩篱不密,故易为外邪所侵。寒、湿、暑热之邪均能引起腹泻,尤其以湿邪引起者为多。湿困脾阳,因水谷消化吸收发生障碍而导致腹泻。

(2)内伤乳食:由于调护失宜,哺乳不当,饮食失节或过食生冷瓜果,或进不易消化食物,均可损伤脾胃。宿食内停,清浊不分,并走大肠造成泄泻。

(3)脾胃虚弱:小儿脏腑娇嫩,脾常不足,脾胃负担相对较重,一旦遇到外来因素的影响,就可导致脾胃受损,使水谷不得运化,则水反为湿,谷反而滞,水湿滞留,下注肠道造成腹泻。

西医认为,小儿腹泻的内因是婴儿消化系统发育不成熟,功能不完善,胃肠神经调节功能较差,胃酸与消化酶分泌较少,酶的活力低等;外因则可由饮食失调或感受寒冷造成,或由肠道内感染致病性大肠埃希菌、病毒、真菌或原虫等造成腹泻,严重者可因水、电解质紊乱而造成脱水或酸中毒等危症。

3. 辨证拔罐 在医师的指导下辨证拔罐。

(1)寒湿泻

不适表现:大便清稀多沫,色淡不臭,肠鸣腹痛,小便清长,面色淡白,口不渴;舌质淡,苔白腻,脉濡,指纹色红。

治法:温中散寒,化湿止泻。

拔罐穴位:中脘、天枢。

(2)湿热泻

不适表现:腹痛即泻,急迫暴注,色黄褐热臭,身有微热,口渴,尿少色黄;舌质淡红,苔黄腻,脉滑数,指纹色紫。

治法:清热利湿,调中止泻。

拔罐穴位:天枢。

(3)伤食泻

不适表现:腹痛胀满,泻前哭闹,泻后痛减,大便酸臭量多,口臭纳呆或伴呕吐酸馊;舌质淡,苔厚或垢腻,脉滑。

治法:消食导滞,和中助运。

拔罐穴位:中脘、脾俞。

(4)脾虚泻

不适表现:久泻不愈或伴反复发作,面色苍白,饮食不振,便稀夹有奶块及食物残渣,或每于食后即泻,疲乏无力;舌质淡,苔薄白,脉濡。

治法:健脾益气,温阳止泻。

拔罐穴位:足三里、中脘。

(5)脾肾阳虚泻

不适表现:久泻不止,粪质清稀,完谷不化,病程缠绵不愈,甚或脱肛,畏寒肢冷,精神萎靡,面色㿠白,纳呆,消瘦,睡卧露睛;舌质淡、胖嫩,舌边有齿痕,苔薄白,脉沉细弱。

治法:健脾温肾,固涩止泻。

拔罐穴位:命门、脾俞。

六、其他疾病

(一)近视

1. 概述 近视是指以视近清楚、视远模糊为特征的眼病。古称能近怯远症,至《目经大成》始称近视。其中,由先天生成,近视程度较高者,又有近觑之称,俗名覷覷眼。相当于西医之近视。

2. 辨证拔罐 在医师的指导下辨证拔罐。

(1)心阳不足证

不适表现:视近清楚,视远模糊;全身无明显不适,或畏寒肢冷,或面色㿠白,心悸神疲;舌质淡,苔白,脉弱。

治法:补心益气,安神定志。

拔罐穴位:风池、心俞。

(2)肝肾两虚证

不适表现:视近怯远,眼前黑花渐生,可有头晕、耳鸣,夜眠多梦,腰膝酸软,五心烦热;舌质淡红,少苔,脉细。

治法:滋补肝肾,益精养血。

拔罐穴位:肾俞、风池。

(二)慢性鼻炎

1. 概述 慢性鼻炎是指鼻腔黏膜或黏膜下的炎症持续数月以上,或炎症反复发作,间歇期内亦不能恢复正常,且无明显的致病微生物感染,伴有不同程度的鼻腔黏膜病变的疾病。中医称本病为鼻窒。

慢性鼻炎包括慢性单纯性鼻炎与慢性肥厚性鼻炎。慢性单纯性鼻炎病变主要在鼻腔黏膜下血管,尤其是下鼻甲海绵状组织呈慢性扩张,血管与腺体周围炎性细胞浸润,黏液腺功能活跃,分泌增多;其主要不适表现为间歇性鼻塞、多涕与嗅觉减退,检查见鼻黏膜肿胀,鼻甲肿大,以下鼻甲为主,鼻腔分泌物增多,用探针轻触下鼻甲表面,可出现凹陷,但移去探针后,表面凹陷处很快恢复原状。慢性肥厚性鼻炎病变主要是鼻黏膜下组织纤维化或增生;表现为持续性鼻塞,鼻甲肥大,表面凹凸不平,呈结节样或桑葚样,用探针轻触下鼻甲表面,不易出现凹陷,或虽有凹陷,但不易立即复原。

2. 辨证拔罐 在医师的指导下辨证拔罐。

(1)肺脾气虚证

不适表现:平素易感冒,鼻炎反复发作,鼻塞呈交替性,活动后减轻,侧卧则上鼻孔通畅、下鼻孔阻塞。鼻黏膜色淡,鼻甲肥大,用麻黄碱鼻甲收缩敏感。肺气虚者,表现为咳嗽、痰稀、气短、面色㿠白;舌质淡红,苔白薄,脉缓或浮无力。脾气虚者,表现为体倦乏力,食欲欠佳,大便时溏;舌质淡,苔白或稍厚,脉弱。亦有全身不适表现不明显者。

治法:益气通窍。

拔罐穴位:足三里、脾俞、肺俞。

(2)气血瘀滞证

不适表现:鼻塞较甚,鼻甲肥大,色暗红,但对麻黄碱收缩不敏感;心烦易怒;舌质红或有瘀点,苔白,脉弦细。

治法:理气活血。

拔罐穴位:合谷。

（三）过敏性鼻炎

1. 概述　过敏性鼻炎又称变态反应性鼻炎,为机体对某些物质敏感性增高而出现的以鼻腔黏膜病变为主的特殊病变。临床上分为持续性与季节性(间歇性)两种。其不适表现为阵发性鼻塞,继之连续喷嚏,少则几个,多则几十个,很快出现鼻腔阻塞不通,流出大量清水样鼻涕,不能控制,嗅觉暂时性迟钝或丧失。局部检查:双侧下鼻甲肥大水肿,鼻黏膜大多苍白,或充血,或暗红,鼻腔内有较多水样或稀薄黏性鼻涕。分泌物涂片检查,可见嗜酸性粒细胞增多。中医称本病为鼽涕或鼻鼽。

2. 辨证拔罐　在医师的指导下辨证拔罐。

（1）肺气虚寒证

不适表现:多发于冬春季节或季节交换时,遇寒、遇风便发,亦多发作于早晨起床之际,鼻痒多嚏,涕多而清稀如水,检查见鼻黏膜苍白水肿;舌质淡,苔薄白,脉细。

治法:温肺祛寒。

拔罐穴位:足三里、肺俞。

（2）肺经郁热证

不适表现:多发于夏秋季节,常因接触煤气、油烟、香烟、热气等而发作,对寒冷、冷风等刺激反不敏感,鼻痒狂嚏不止,涕色呈淡黄色,鼻易出血,鼻黏膜充血干燥;舌质红,苔薄黄,脉弦数有力。

治法:清肺泄热。

拔罐穴位:肺俞、风门。

（3）肺卫虚弱、清阳不升证

不适表现:喷嚏频频发作,但每次嚏数不多,清涕较多,鼻塞严重而持久,鼻黏膜淡红或苍白;舌质淡胖,苔薄白,脉细;平素易感冒。

治法：补肺固卫，益气升阳。

拔罐穴位：大椎、肺俞、风门。

(4)肾阳不足证

不适表现：病程较长，冬季发作严重，畏寒，腰酸膝冷，四肢不温，神疲，小便清而频，大便溏薄，发作时鼻涕如清水，量奇多，鼻黏膜苍白无华；舌质淡，苔白，脉沉细。

治法：补肾温阳。

拔罐穴位：命门。

(四)黄褐斑

1. 概述 黄褐斑是发生于颜面部的局限性黄褐色或淡褐色皮肤色素沉着斑，又称"肝斑""黧黑斑"。男女皆可发生，以中青年妇女多见。

现代医学认为，黄褐斑是一种色素代谢障碍性的皮肤病，是面部常见的色素沉着性皮肤病，表现为黄褐色、暗褐色或深咖啡色的斑片，小如钱币，大如手掌，常对称分布在脸颊、额、鼻、唇周等部位，界线明显或模糊不清，表面光滑无鳞屑，常无自觉不适表现。颧部、鼻部的皮损融合时则呈现蝴蝶形，因此又称为"蝴蝶斑"。因为这种病有损于容颜的美丽，所以把它归在"损容性皮肤病"的范畴。

本病好发于女性的育龄期，尤其常见于妇女妊娠期，此期出现的黄褐斑为"妊娠斑"，少数患者分娩以后能够逐渐消退，但较多患者因此而留下斑痕，影响患者的容貌与自信心，给患病妇女带来极大痛苦。

2. 辨证拔罐 在医师的指导下辨证拔罐。

（1）肝气郁结证

不适表现：颜面黄褐色斑，烦躁易怒；伴有月经不调，经前斑色加深，乳房作胀，烦躁易怒加重，胸胁痞胀，纳谷不馨；舌红，苔薄白，脉弦滑。

治法：疏肝理气，活血退斑。

拔罐穴位：大椎、肝俞。

（2）脾虚湿阻证

不适表现：颜面黄褐色斑；神疲纳差，脘腹胀闷，或带下清稀，或宿有痰饮内停；舌淡红，苔腻，脉弦缓。

治法：健脾化湿，活血悦色。

拔罐穴位：足三里、中脘。

（3）肾阴亏损证

不适表现：颜面黄褐色斑；头晕耳鸣，五心烦热；舌红，少苔，脉细数。

治法：滋阴养肾。

拔罐穴位：肾俞。

（4）肾阳不足证

不适表现：颜面黄褐色斑；形寒肢冷，腰膝酸软，倦怠无力，夜尿频清；舌质淡红，苔少，脉沉缓。

治法：温阳益肾。

拔罐穴位：命门、大椎。

（五）粉刺

1. 概述 中医将粉刺称为肺风粉刺，因肺风、胃热或肝郁所致，是以颜面及背部见黑头或白头粉刺、丘疹、脓疱、结节、囊肿及瘢痕为主要表现的皮肤疾病。本病多发生于青春期男女。相当于西医的痤疮。西医认为，本病是一种毛囊皮脂腺的慢性炎症性皮肤病。以皮肤出现散在性粉刺、丘疹、脓疱、结节、囊肿及瘢痕等损害,且常伴皮脂溢出为临床特征。

2. 辨证拔罐 在医师的指导下辨证拔罐。

(1)肺经风热证

不适表现:丘疹色红,或有痒痛;舌红,苔薄黄,脉浮数。

治法:宣肺清热。

拔罐穴位:大杼、风门、肺俞。

(2)湿热蕴结证

不适表现:皮损红肿疼痛,或有脓疱;口臭,便秘,尿黄;舌红,苔黄腻,脉滑数。

治法:清热化湿通腑。

拔罐穴位:督脉走罐。

(3)血瘀痰凝证

不适表现:皮损以结节、囊肿为主,可伴有粉刺、丘疹、脓疱、窦道、瘢痕等多种损害;舌暗红或紫暗,苔薄黄,脉滑。

治法:活血化瘀,化痰散结。

拔罐穴位:大椎、委中拔罐,并督脉走罐。

附录　腧穴定位

一、手太阴肺经

1. 中府　肺募穴,手太阴经、足太阴经交会穴。横平第1肋间隙,锁骨下窝外侧,前正中线旁开6寸(指寸)。取法:先确定云门,中府即在云门下1寸。

2. 云门　锁骨下窝凹陷中,肩胛骨喙突内缘,前正中线旁开6寸。

3. 天府　腋前纹头下3寸,肱二头肌桡侧缘处。

4. 侠白　腋前纹头下4寸,肱二头肌桡侧缘处。

5. 尺泽　合穴。肘横纹上,肱二头肌腱桡侧缘凹陷中。

6. 孔最　郄穴。腕掌侧远端横纹上7寸,尺泽与太渊连线上。

7. 列缺　络穴,八脉交会穴(通任脉)。桡骨茎突上方,腕横纹上1.5寸。

8. 经渠　经穴。腕掌侧远端横纹上1寸,桡骨茎突与桡动脉之间。

9. 太渊　输穴,原穴,八会穴(脉会)。桡骨茎突与舟状骨之间,拇长展肌腱尺侧凹陷中。取法:在腕掌侧远端横纹桡侧,桡动脉搏动处。

10. 鱼际　荥穴。第1掌骨桡侧中点赤白肉际处。

11. 少商　井穴。拇指末节桡侧,指甲根角侧上方0.1寸(指寸)。

二、手阳明大肠经

1. 商阳 井穴。食指末节桡侧,指甲根角侧上方0.1寸(指寸)。

2. 二间 荥穴。第2掌指关节桡侧远端赤白肉际处。

3. 三间 输穴。第2掌指关节桡侧近端凹陷中。

4. 合谷 原穴。第2掌骨桡侧的中点处。

5. 阳溪 经穴。腕背侧远端横纹桡侧,桡骨茎突远端,解剖学"鼻咽窝"凹陷中。取法:手拇指充分外展和后伸时,手背外侧部拇指长伸肌腱与拇指短伸肌腱之间形成一明显的凹陷,即解剖学"鼻咽窝",其最凹陷处即本穴。

6. 偏历 络穴。腕背侧远端横纹上3寸,阳溪与曲池连线上。

7. 温溜 郄穴。腕背侧远端横纹上5寸,阳溪与曲池连线上。

8. 下廉 肘横纹下4寸,阳溪与曲池连线上。

9. 上廉 肘横纹下3寸,阳溪与曲池连线上。

10. 手三里 肘横纹下2寸,阳溪与曲池连线上。

11. 曲池 合穴。尺泽与肱骨外上髁连线的中点处。

12. 肘髎 肱骨外上髁上缘,髁上嵴的前缘。

13. 手五里 肘横纹上3寸,曲池与肩髃连线上。

14. 臂臑 曲池上7寸,三角肌前缘处。

15. 肩髃 手阳明经、阳跷脉交会穴。肩峰外侧缘前端与肱骨大结节两骨间凹陷中。

16. 巨骨 手阳明经、阳跷脉交会穴。锁骨肩峰端与肩胛冈之间凹陷中。

17. 天鼎 横平环状软骨,胸锁乳突肌后缘。取法:扶突直下,横平水突。

18. 扶突 横平喉结,胸锁乳突肌前、后缘中间。

19. 口禾髎 横平人中沟上1/3与下2/3交点,鼻孔外缘直下。

20. 迎香　手阳明经、足阳明经交会穴。鼻翼外缘中点旁,鼻唇沟中。

三、足阳明胃经

1. 承泣　眼球与眶下缘之间,瞳孔直下。

2. 四白　眶下孔处。

3. 巨髎　横平鼻翼下缘,瞳孔直下。

4. 地仓　口角旁开 0.4 寸(指寸)。

5. 大迎　下颌角前方,咬肌附着部的前缘凹陷中,面动脉搏动处。

6. 颊车　下颌角前上方一横指(中指)。

7. 下关　颧弓下缘中央与下颌切迹之间凹陷中。

8. 头维　额角发际直上 0.5 寸,头正中线旁开 4.5 寸。

9. 人迎　横平喉结,胸锁乳突肌前缘,颈动脉搏动处。

10. 水突　横平环状软骨,胸锁乳突肌前缘。

11. 气舍　锁骨上小窝,锁骨胸骨端上缘,胸锁乳突肌胸骨头与锁骨头中间的凹陷中。

12. 缺盆　锁骨上大窝,锁骨上缘凹陷中,前正中线旁开 4 寸。

13. 气户　锁骨下缘,前正中线旁开 4 寸。

14. 库房　第 1 肋间隙,前正中线旁开 4 寸。

15. 屋翳　第 2 肋间隙,前正中线旁开 4 寸。

16. 膺窗　第 3 肋间隙,前正中线旁开 4 寸。

17. 乳中　乳头中央。

18. 乳根　第 5 肋间隙,前正中线旁开 4 寸。

19. 不容　脐中上 6 寸,前正中线旁开 2 寸。

20. 承满　脐中上 5 寸,前正中线旁开 2 寸。

21. **梁门**　脐中上4寸,前正中线旁开2寸。

22. **关门**　脐中上3寸,前正中线旁开2寸。

23. **太乙**　脐中上2寸,前正中线旁开2寸。

24. **滑肉门**　脐中上1寸,前正中线旁开2寸。

25. **天枢**　横平脐中,前正中线旁开2寸。

26. **外陵**　脐中下1寸,前正中线旁开2寸。

27. **大巨**　脐中下2寸,前正中线旁开2寸。

28. **水道**　脐中下3寸,前正中线旁开2寸。

29. **归来**　脐中下4寸,前正中线旁开2寸。

30. **气冲**　耻骨联合上缘,前正中线旁开2寸,动脉搏动处。

31. **髀关**　股直肌近端、缝匠肌与阔筋膜张肌3条肌肉之间凹陷中。取法:约相当于髂前上棘、髌底外侧端连线与耻骨联合下缘水平线的交点处。

32. **伏兔**　髌底上6寸,髂前上棘与髌底外侧端的连线上。

33. **阴市**　髌底上3寸,股直肌肌腱外侧缘。

34. **梁丘**　髌底上2寸,股外侧肌与股直肌肌腱之间。

35. **犊鼻**　髌韧带外侧凹陷中。取法:屈膝,髌骨外下方的凹陷中。

36. **足三里**　犊鼻下3寸,犊鼻与解溪连线上。

37. **上巨虚**　犊鼻下6寸,犊鼻与解溪连线上。

38. **条口**　犊鼻下8寸,犊鼻与解溪连线上。

39. **下巨虚**　犊鼻下9寸,犊鼻与解溪连线上。

40. **丰隆**　外踝尖上8寸,胫骨前肌的外缘。

41. **解溪**　踝关节前面中央凹陷中,踇长伸肌腱与趾长伸肌腱之间。

42. **冲阳**　第2跖骨基底部与中间楔状骨关节处,可触及足背动脉。

43. **陷谷**　第2、3跖骨间,第2跖趾关节近端凹陷中。

44. 内庭　第 2、3 趾间,趾蹼缘后方赤白肉际处。

45. 厉兑　第 2 趾末节外侧,趾甲根角侧后方 0.1 寸(指寸)。

四、足太阴脾经

1. 隐白　𧿹趾末节内侧,趾甲根角侧后方 0.1 寸(指寸)。

2. 大都　第 1 跖趾关节远端赤白肉际凹陷中。

3. 太白　第 1 跖趾关节近端赤白肉际凹陷中。

4. 公孙　第 1 跖骨底的前下缘赤白肉际处。

5. 商丘　内踝前下方,舟骨粗隆与内踝尖连线中点凹陷中。

6. 三阴交　内踝尖上 3 寸,胫骨内侧缘后际。

7. 漏谷　内踝尖上 6 寸,胫骨内侧缘后际。

8. 地机　阴陵泉下 3 寸,胫骨内侧缘后际。

9. 阴陵泉　胫骨内侧踝下缘与胫骨内侧缘之间的凹陷中。

10. 血海　髌底内侧端上 2 寸,股内侧肌隆起处。

11. 箕门　髌底内侧端与冲门的连线上 1/3 与下 2/3 交点,长收肌和缝匠肌交角的动脉搏动处。

12. 冲门　腹股沟斜纹中,髂外动脉搏动处的外侧。

13. 府舍　脐中下 4.3 寸,前中线旁开 4 寸。

14. 腹结　脐中下 1.3 寸,前正中线旁开 4 寸。

15. 大横　脐中旁开 4 寸。

16. 腹哀　脐中上 3 寸,前正中线旁开 4 寸。

17. 食窦　第 5 肋间隙,前正中线旁开 6 寸。

18. 天溪　第 4 肋间隙,前正中线旁开 6 寸。

19. 胸乡　第 3 肋间隙,前正中线旁开 6 寸。

20. 周荣　第 2 肋间隙,前正中线旁开 6 寸。

21. 大包　第 6 肋间隙,当腋中线上。

五、手少阴心经

1. 极泉　腋窝中央,腋动脉搏动处。

2. 青灵　肘横纹上3寸,肱二头肌的内侧沟中。取法:屈肘举臂,在极泉与少海连线的上2/3与下1/3交点处。

3. 少海　横平肘横纹,肱骨内上髁前缘。取法:屈肘成直角,在肘横纹内侧端与肱骨内上髁连线的中点处。

4. 灵道　腕掌侧远端横纹上1.5寸,尺侧腕屈肌腱的桡侧缘。

5. 通里　腕掌侧远端横纹上1寸,尺侧腕屈肌腱的桡侧缘。

6. 阴郄　腕掌侧远端横纹上0.5寸,尺侧腕屈肌腱的桡侧缘。

7. 神门　掌侧远端横纹尺侧端,尺侧腕屈肌腱的桡侧缘。取法:于豌豆骨上缘桡侧凹陷中,在腕掌侧远端横纹上取穴。

8. 少府　横平第5掌指关节近端,第4、5掌骨之间。

9. 少冲　小指末节桡侧,指甲根角侧上方0.1寸。

六、手太阳小肠经

1. 少泽　小指末节尺侧,指甲根角侧上方0.1寸。

2. 前谷　第5掌指关节尺侧远端赤白肉际凹陷中。

3. 后溪　第5掌指关节尺侧近端赤白肉际凹陷中。取法:半握拳,掌远侧横纹头(尺侧)赤白肉际处。

4. 腕骨　第5掌骨底与三角骨之间的赤白肉际凹陷中。取法:由后溪向上沿掌骨直推至一突起骨,于两骨之间凹陷中取穴。

5. 阳谷　尺骨颈突与三角骨之间的凹陷中。

6. 养老　腕背横纹上1寸,尺骨头桡侧凹陷中。

7. 支正　腕背侧远端横纹上5寸,尺骨尺侧与尺侧腕屈肌之间。

8. 小海 尺骨鹰嘴与肱骨内上髁之间凹陷中。取法:微屈肘,在尺骨鹰嘴与肱骨内上髁之间的尺神经沟中取穴,用手指弹敲此处时有触电麻感直达小指。

9. 肩贞 肩关节后下方,腋后纹头直上 1 寸。

10. 臑俞 腋后纹头直上,肩胛冈下缘凹陷中。

11. 天宗 肩胛冈中点与肩胛骨下角连线上 1/3 与下 2/3 交点凹陷中。

12. 秉风 肩胛冈中点上方冈上窝中。

13. 曲垣 肩胛冈内侧端上缘凹陷中。

14. 肩外俞 第 1 胸椎棘突下,后正中线旁开 3 寸。

15. 肩中俞 第 7 颈椎棘突下,后正中线旁开 2 寸。

16. 天窗 横平喉结,胸锁乳突肌的后缘。

17. 天容 下颌角后方,胸锁乳突肌的前缘凹陷中。

18. 颧髎 颧骨下缘,目外眦直下凹陷中。

19. 听宫 耳屏正中与下颌骨髁突之间的凹陷中。

七、足太阳膀胱经

1. 睛明 目内眦内上方眶内侧壁凹陷中(闭目,在目内眦内上方 0.1 寸的凹陷中)。

2. 攒竹 眉头凹陷中,额切迹处。

3. 眉冲 额切迹直上入发际 0.5 寸。

4. 曲差 前发际正中直上 0.5 寸,旁开 1.5 寸。

5. 五处 前发际正中直上 1 寸,旁开 1.5 寸。

6. 承光 前发际正中直上 2.5 寸,旁开 1.5 寸。

7. 通天 前发际正中直上 4 寸,旁开 1.5 寸。

8. 络却 前发际正中直上 5.5 寸,旁开 1.5 寸。

9. 玉枕 横平枕外隆突上缘,后发际正中旁开 1.3 寸。

10. **天柱**　横平第 2 颈椎棘突上际,斜方肌外缘凹陷中(后发际正中直上 0.5 寸,斜方肌外缘凹陷中)。

11. **大杼**　第 1 胸椎棘突下,后正中线旁开 1.5 寸。

12. **风门**　第 2 胸椎棘突下,后正中线旁开 1.5 寸。

13. **肺俞**　第 3 胸椎棘突下,后正中线旁开 1.5 寸。

14. **厥阴俞**　第 4 胸椎棘突下,后正中线旁开 1.5 寸。

15. **心俞**　第 5 胸椎棘突下,后正中线旁开 1.5 寸。

16. **督俞**　第 6 胸椎棘突下,后正中线旁开 1.5 寸。

17. **膈俞**　第 7 胸椎棘突下,后正中线旁开 1.5 寸。

18. **肝俞**　第 9 胸椎棘突下,后正中线旁开 1.5 寸。

19. **胆俞**　第 10 胸椎棘突下,后正中线旁开 1.5 寸。

20. **脾俞**　第 11 胸椎棘突下,后正中线旁开 1.5 寸。

21. **胃俞**　第 12 胸椎棘突下,后正中线旁开 1.5 寸。

22. **三焦俞**　第 1 腰椎棘突下,后正中线旁开 1.5 寸。

23. **肾俞**　第 2 腰椎棘突下,后正中线旁开 1.5 寸。

24. **气海俞**　第 3 腰椎棘突下,后正中线旁开 1.5 寸。

25. **大肠俞**　第 4 腰椎棘突下,后正中线旁开 1.5 寸。

26. **关元俞**　第 5 腰椎棘突下,后正中线旁开 1.5 寸。

27. **小肠俞**　横平第 1 骶后孔,后正中线旁开 1.5 寸。

28. **膀胱俞**　横平第 2 骶后孔,后正中线旁开 1.5 寸。

29. **中膂俞**　横平第 3 骶后孔,后正中线旁开 1.5 寸。

30. **白环俞**　横平第 4 骶后孔,后正中线旁开 1.5 寸。

31. **上髎**　正对第 1 骶后孔中。

32. **次髎**　正对第 2 骶后孔中。

33. **中髎**　正对第 3 骶后孔中。

34. **下髎**　正对第 4 骶后孔中。

35. **会阳**　尾骨端旁开 0.5 寸。

36. **承扶**　臀沟的中点。

37. **殷门** 臀沟下 6 寸,股二头肌与半腱肌之间。

38. **浮郄** 腘横纹上 1 寸,股二头肌腱的内侧缘。

39. **委阳** 腘横纹上,股二头肌腱的内侧缘。

40. **委中** 腘横纹中点。

41. **附分** 第 2 胸椎棘突下,后正中线旁开 3 寸。

42. **魄户** 第 3 胸椎棘突下,后正中线旁开 3 寸。

43. **膏肓** 第 4 胸椎棘突下,后正中线旁开 3 寸。

44. **神堂** 第 5 胸椎棘突下,后正中线旁开 3 寸。

45. **谚谐** 第 6 胸椎棘突下,后正中线旁开 3 寸。

46. **膈关** 第 7 胸椎棘突下,后正中线旁开 3 寸。

47. **魂门** 第 9 胸椎棘突下,后正中线旁开 3 寸。

48. **阳纲** 第 10 胸椎棘突下,后正中线旁开 3 寸。

49. **意舍** 第 11 胸椎棘突下,后正中线旁开 3 寸。

50. **胃仓** 第 12 胸椎棘突下,后正中线旁开 3 寸。

51. **肓门** 第 1 腰椎棘突下,后正中线旁开 3 寸。

52. **志室** 第 2 腰椎棘突下,后正中线旁开 3 寸。

53. **胞肓** 横平第 2 骶后孔,后正中线旁开 3 寸。

54. **秩边** 横平第 4 骶后孔,后正中线旁开 3 寸(骶管裂孔旁开 3 寸)。

55. **合阳** 腘横纹下 2 寸,腓肠肌内、外侧头之间。

56. **承筋** 腘横纹下 5 寸,腓肠肌两肌腹之间。

57. **承山** 腓肠肌两肌腹与肌腱交角处。当伸直小腿或足跟上提时,腓肠肌肌腹下出现尖角凹陷中。

58. **飞扬** 昆仑直上 7 寸,腓肠肌外下缘与跟腱移行处。

59. **跗阳** 昆仑直上 3 寸,腓骨与跟腱之间。

60. **昆仑** 外踝尖与跟腱之间的凹陷中。

61. **仆参** 昆仑直下,跟骨外侧,赤白肉际处。

62. **申脉** 外踝尖直下,外踝下缘与跟骨之间凹陷中。

63. 金门 外踝前缘直下,第 5 跖骨粗隆后方,股骨下缘凹陷中。

64. 京骨 第 5 跖骨粗隆前下方,赤白肉际处。

65. 束骨 第 5 跖趾关节的近端,赤白肉际处。

66. 足通谷 第 5 跖趾关节的远端,赤白肉际处。

67. 至阴 小趾末节外侧,趾甲根角侧后方 0.1 寸。

八、足少阴肾经

1. 涌泉 屈足卷趾时足心最凹陷中。

2. 然谷 足舟骨粗隆下方,赤白肉际处。

3. 太溪 内踝尖与跟腱之间的凹陷中。

4. 大钟 内踝后下方,跟骨上缘,跟腱附着部前缘凹陷中。

5. 水泉 太溪直下 1 寸,跟骨结节内侧凹陷中。

6. 照海 内踝尖下 1 寸,内踝下缘边际凹陷中。

7. 复溜 内踝尖上 2 寸,跟腱的前缘。

8. 交信 内踝尖上 2 寸,胫骨内侧缘后际凹陷中。

9. 筑宾 太溪直上 5 寸,比目鱼肌与跟腱之间。

10. 阴谷 在腘窝内侧,屈膝时,当半腱肌肌腱与半膜肌肌腱之间。

11. 横骨 脐中下 5 寸,前正中线旁开 0.5 寸。

12. 大赫 脐中下 4 寸,前正中线旁开 0.5 寸。

13. 气穴 脐中下 3 寸,前正中线旁开 0.5 寸。

14. 四满 脐中下 2 寸,前正中线旁开 0.5 寸。

15. 中注 脐中下 1 寸,前正中线旁开 0.5 寸。

16. 肓俞 脐中旁开 0.5 寸。

17. 商曲 脐中上 2 寸,前正中线旁开 0.5 寸。

18. 石关 脐中上 3 寸,前正中线旁开 0.5 寸。

19. **阴都**　脐中上 4 寸,前正中线旁开 0.5 寸。

20. **腹通谷**　脐中上 5 寸,前正中线旁开 0.5 寸。

21. **幽门**　脐中上 6 寸,前正中线旁开 0.5 寸。

22. **步廊**　第 5 肋间隙,前正中线旁开 2 寸。

23. **神封**　第 4 肋间隙,前正中线旁开 2 寸。

24. **灵墟**　第 3 肋间隙,前正中线旁开 2 寸。

25. **神藏**　第 2 肋间隙,前正中线旁开 2 寸。

26. **彧中**　第 1 肋间隙,前正中线旁开 2 寸。

27. **俞府**　锁骨下缘,前正中线旁开 2 寸。

九、手厥阴心包经

1. **天池**　第 4 肋间隙,前正中线旁开 5 寸。

2. **天泉**　腋前纹头下 2 寸,肱二头肌的长、短头之间。

3. **曲泽**　肘横纹上,肱二头肌腱的尺侧缘凹陷中。

4. **郄门**　腕掌侧远端横纹上 5 寸,掌长肌腱与桡侧腕屈肌腱之间。

5. **间使**　腕掌侧远端横纹上 3 寸,掌长肌腱与桡侧腕屈肌腱之间。

6. **内关**　腕掌侧远端横纹上 2 寸,掌长肌腱与桡侧腕屈肌腱之间。

7. **大陵**　腕掌侧远端横纹中,掌长肌腱与桡侧腕屈肌腱之间。

8. **劳宫**　横平第 3 掌指关节近端,第 2、3 掌骨之间偏于第 3 掌骨。握拳屈指时,中指尖下是穴。

9. **中冲**　中指末端最高点。

十、手少阳三焦经

1. **关冲**　第 4 指末节尺侧,指甲根角侧上方 0.1 寸(指寸)。

2. **液门**　第 4、5 指间,指蹼缘上方赤白肉际凹陷中。

3. **中渚**　第 4、5 掌骨间,第 4 掌指关节近端凹陷中。

4. **阳池**　腕背侧远端横纹上,指伸肌腱的尺侧缘凹陷中。

5. **外关**　腕背侧远端横纹上 2 寸,尺骨与桡骨间隙中点。

6. **支沟**　腕背侧远端横纹上 3 寸,尺骨与桡骨间隙中点。

7. **会宗**　腕背侧远端横纹上 3 寸,尺骨的桡侧缘。

8. **三阳络**　腕背侧远端横纹上 4 寸,尺骨与桡骨间隙中点。

9. **四渎**　肘尖下 5 寸,尺骨与桡骨间隙中点。

10. **天井**　肘尖上 1 寸凹陷中。

11. **清冷渊**　肘尖与肩峰角连线上,肘尖上 2 寸。

12. **消泺**　肘尖与肩峰角连线上,肘尖上 5 寸。

13. **臑会**　肩峰角下 3 寸,三角肌的后下缘。

14. **肩髎**　肩峰角与肱骨大结节两骨间凹陷中。

15. **天髎**　肩胛骨上角骨际凹陷中。

16. **天牖**　横平下颌角,胸锁乳突肌的后缘凹陷中。

17. **翳风**　乳突下端前方凹陷中。

18. **瘈脉**　乳突中央,角孙与翳风沿耳轮弧形连线的上 2/3 与下 1/3 的交点处。

19. **颅息**　角孙与翳风沿耳轮弧形连线的上 1/3 与下 2/3 的交点处。

20. **角孙**　耳尖正对发际处。

21. **耳门**　耳屏上切迹与下颌骨髁突之间的凹陷中。

22. **耳和髎**　鬓发后缘,耳郭根的前方,颞前动脉的后缘。

23. **丝竹空**　眉梢凹陷中。

十一、足少阳胆经

1. 瞳子髎 目外眦外侧 0.5 寸凹陷中。

2. 听会 耳屏间切迹与下颌骨髁突之间的凹陷中。取法：张口，耳屏间切迹前方的凹陷中，听宫直下。

3. 上关 颧弓上缘中央凹陷中。

4. 颔厌 从头维至曲鬓的弧形连线（其弧度与鬓发弧度相应）的上 1/4 与下 3/4 的交点处。

5. 悬颅 从头维至曲鬓的弧形连线（其弧度与鬓发弧度相应）的中点处。

6. 悬厘 从头维至曲鬓的弧形连线（其弧度与鬓发弧度相应）的上 3/4 与下 1/4 的交点处。

7. 曲鬓 耳前鬓角发际后缘与耳尖水平线的交点处。

8. 率谷 耳尖直上入发际 1.5 寸。

9. 天冲 耳根后缘直上，入发际 2 寸。

10. 浮白 耳后乳突的后上方，从天冲至完骨的弧形连线（其弧度与耳郭弧度相应）的上 1/3 与下 2/3 交点处。

11. 头窍阴 耳后乳突的后上方，从天冲到完骨的弧形连线（其弧度与耳郭弧度相应）的上 2/3 与下 1/3 交点处。

12. 完骨 耳后乳突的后下方凹陷中。

13. 本神 前发际上 0.5 寸，头正中线旁开 3 寸。

14. 阳白 眉上 1 寸，瞳孔直上。

15. 头临泣 前发际上 0.5 寸，瞳孔直上。

16. 目窗 前发际上 1.5 寸，瞳孔直上。

17. 正营 前发际上 2.5 寸，瞳孔直上。

18. 承灵 前发际上 4 寸，瞳孔直上。

19. 脑空 横平枕外隆突的上缘，风池直上。

20. 风池 枕骨之下,胸锁乳突肌上端与斜方肌上端之间的凹陷中。

21. 肩井 第 7 颈椎棘突与肩峰最外侧点连线的中点。

22. 渊腋 第 4 肋间隙中,在腋中线上。

23. 辄筋 第 4 肋间隙中,在腋中线前 1 寸。

24. 日月 第 7 肋间隙中,前正中线旁开 4 寸。

25. 京门 第 12 肋骨游离端的下际。

26. 带脉 第 11 肋骨游离端垂线与脐水平线的交点上。

27. 五枢 横平脐下 3 寸,髂前上棘内侧。

28. 维道 髂前上棘内下 0.5 寸。

29. 居髎 髂前上棘与股骨大转子最凸点连线的中点处。

30. 环跳 股骨大转子最凸点与骶管裂孔连线的外 1/3 与内 2/3 交点处。

31. 风市 髌底上 7 寸,髂胫束后缘。

32. 中渎 髌底上 5 寸,髂胫束后缘。

33. 膝阳关 股骨外上髁后上缘,股二头肌腱与髂胫束之间的凹陷中。

34. 阳陵泉 腓骨头前下方凹陷中。

35. 阳交 外踝尖上 7 寸,腓骨后缘。

36. 外丘 外踝尖上 7 寸,腓骨前缘。

37. 光明 外踝尖上 5 寸,腓骨前缘。

38. 阳辅 外踝尖上 4 寸,腓骨前缘。

39. 悬钟 外踝尖上 3 寸,腓骨前缘。

40. 丘墟 外踝的前下方,趾长伸肌腱的外侧凹陷中。

41. 足临泣 第 4、5 跖骨底结合部的前方,第 5 趾长伸肌腱外侧凹陷中。

42. 地五会 第 4、5 跖骨间,第 4 跖趾关节近端凹陷中。

43. 侠溪 第 4、5 趾间,趾蹼缘后方赤白肉际处。

44. 足窍阴 第 4 趾末节外侧,趾甲根角侧后方 0.1 寸(指寸)。

十二、足厥阴肝经

1. 大敦 大趾末节外侧,趾甲根角侧后方 0.1 寸(指寸)。

2. 行间 第 1、2 趾之间,趾蹼缘后方赤白肉际处。

3. 太冲 第 1、2 趾骨间,跖骨底结合部前方凹陷中,或触及动脉搏动。

4. 中封 内踝前,胫骨前肌肌腱的内侧缘凹陷中。

5. 蠡沟 内踝尖上 5 寸,胫骨内侧面的中央。

6. 中都 内踝尖上 7 寸,胫骨内侧面的中央。

7. 膝关 胫骨内侧髁的下方,阴陵泉后 1 寸。

8. 曲泉 屈膝,当膝关节内侧面横纹内侧端,股骨内侧髁的后缘,半腱肌、半膜肌止端的前缘凹陷处。

9. 阴包 髌底上 4 寸,股内侧肌与缝匠肌之间。

10. 足五里 在股前区,气冲直下 3 寸,动脉搏动处。

11. 阴廉 气冲直下 2 寸。

12. 急脉 横平耻骨联合上缘,前正中线旁开 2.5 寸。

13. 章门 在第 11 肋游离端的下方。

14. 期门 第 6 肋间隙,前正中线旁开 4 寸。

十三、奇经八脉

(一)督脉

1. 长强 尾骨下方,尾骨端与肛门连线的中点处。

2. 腰俞 正对骶管裂孔,后正中线上。

3. **腰阳关**　第 4 腰椎棘突下凹陷中,后正中线上。

4. **命门**　第 2 腰椎棘突下凹陷中,后正中线上。

5. **悬枢**　第 1 腰椎棘突下凹陷中,后正中线上。

6. **脊中**　第 11 胸椎棘突下凹陷中,后正中线上。

7. **中枢**　第 10 胸椎棘突下凹陷中,后正中线上。

8. **筋缩**　第 9 胸椎棘突下凹陷中,后正中线上。

9. **至阳**　第 7 胸椎棘突下凹陷中,后正中线上。取法:两肩胛骨下角连线的中点处。

10. **灵台**　第 6 胸椎棘突下凹陷中,后正中线上。

11. **神道**　第 5 胸椎棘突下凹陷中,后正中线上。

12. **身柱**　第 3 胸椎棘突下凹陷中,后正中线上。

13. **陶道**　第 1 胸椎棘突下凹陷中,后正中线上。

14. **大椎**　第 7 颈椎棘突下凹陷中,后正中线上。

15. **哑门**　第 2 颈椎棘突上际凹陷中,后正中线上。

16. **风府**　枕外隆突直下,两侧斜方肌之间凹陷中。

17. **脑户**　枕外隆突的上缘凹陷处。

18. **强间**　后发际正中直上 4 寸。

19. **后顶**　当后发际正中直上 5.5 寸(脑户上 3 寸)。

20. **百会**　前发际正中直上 5 寸。

21. **前顶**　前发际正中直上 3.5 寸。

22. **囟会**　前发际正中直上 2 寸。

23. **上星**　前发际正中直上 1 寸。

24. **神庭**　前发际正中直上 0.5 寸。

25. **素髎**　鼻尖的正中央。

26. **水沟**　人中沟的上 1/3 与中 1/3 交点处。

27. **兑端**　上唇结节的中点。

28. **龈交**　上唇系带与上牙龈的交点。

29. **印堂**　两眉毛内侧端中间的凹陷中。

（二）任脉

1. **会阴**　男性在阴囊根部与肛门连线的中点,女性在大阴唇后联合与肛门连线的中点。

2. **曲骨**　耻骨联合上缘,前正中线上。

3. **中极**　脐中下 4 寸,前正中线上。

4. **关元**　脐中下 3 寸,前正中线上。

5. **石门**　脐中下 2 寸,前正中线上。

6. **气海**　脐中下 1.5 寸,前正中线上。

7. **阴交**　脐中下 1 寸,前正中线上。

8. **神阙**　在脐区,脐中央。

9. **水分**　脐中上 1 寸,前正中线上。

10. **下脘**　脐中上 2 寸,前正中线上。

11. **建里**　脐中上 3 寸,前正中线上。

12. **中脘**　脐中上 4 寸,前正中线上。

13. **上脘**　脐中上 5 寸,前正中线上。

14. **巨阙**　脐中上 6 寸,前正中线上。

15. **鸠尾**　剑胸结合下 1 寸,前正中线上。

16. **中庭**　剑胸结合中点处,前正中线上。

17. **膻中**　横平第 4 肋间隙,前正中线上。

18. **玉堂**　横平第 3 肋间隙,前正中线上。

19. **紫宫**　横平第 2 肋间隙,前正中线上。

20. **华盖**　横平第 1 肋间隙,前正中线上。

21. **璇玑**　胸骨上窝下 1 寸,前正中线上。

22. **天突**　在颈前区,胸骨上窝中央,前正中线上。

23. **廉泉**　在颈前区,喉结上方,舌骨上缘凹陷中,前正中线上。

24. **承浆**　在面部,颏唇沟的正中凹陷处。

十四、奇 穴

(一)头颈部奇穴

1. 四神聪 百会前后左右各旁开 1 寸,共 4 穴。

2. 鱼腰 瞳孔直上,眉毛中点。

3. 太阳 眉梢与目外眦之间,向后约一横指的凹陷中。

4. 耳尖 在外耳轮的最高点。

5. 球后 眶下缘外 1/4 与内 3/4 交界处。

6. 上迎香 鼻翼软骨与鼻甲的交界处,近鼻唇沟上端处。

7. 内迎香 鼻翼软骨与鼻甲交界的黏膜处。

8. 聚泉 舌背正中缝的中点处。

9. 海泉 舌下系带中点处。

10. 金津、玉液 舌下系带两侧的静脉上,左为金津,右为玉液。

11. 翳明 翳风后 1 寸。

12. 颈百劳 第 7 颈椎棘突直上 2 寸,后正中线旁开 1 寸。

(二)胸腹部奇穴

子宫 脐中下 4 寸,前正中线旁开 3 寸。

(三)腰背部奇穴

1. 定喘 横平第 7 颈椎棘突下,后正中线旁开 0.5 寸。

2. 夹脊 第 1 胸椎至第 5 腰椎棘突下两侧,后正中线旁开 0.5 寸,一侧 17 穴。

3. 胃脘下俞 横平第 8 胸椎棘突下,后正中线旁开 1.5 寸。

4. 痞根 横平第 1 腰椎棘突下,后正中线旁开 3.5 寸。

5. 腰眼 横平第 4 腰椎棘突下,后正中线旁开约 3.5 寸凹陷中。

6. 十七椎 第 5 腰椎棘突下凹陷中。

7. 腰奇 尾骨端直上 2 寸,骶角之间凹陷中。

(四)上肢部奇穴

1. 肘尖 尺骨鹰嘴的尖端。

2. 二白 腕掌侧远端横纹上 4 寸,桡侧腕屈肌腱的两侧,一肢 2 穴。

3. 中魁 中指背面,近侧指间关节的中点处。

4. 大骨空 拇指背面,指间关节的中点处。

5. 小骨空 小指背面,近端指间关节中点处。

6. 腰痛点 第 2、3 掌骨间及第 4、5 掌骨之间,腕背侧远端横纹与掌指关节中点处,一手 2 穴。

7. 外劳宫 第 2、3 掌骨间,掌指关节后 0.5 寸(指寸)凹陷中。

8. 八邪 第 1~5 指间,指蹼缘后方赤白肉际处,左右共 8 穴。

9. 四缝 第 2~5 指掌面的近侧指间关节横纹的中央,一手 4 穴。

10. 十宣 十指尖端,距指甲游离缘 0.1 寸(指寸),左右共 10 穴。说明:其中中指尖端穴点即中冲。

(五)下肢部奇穴

1. 鹤顶 髌底中点的上方凹陷中。

2. 百虫窝 髌底内侧端上 3 寸。

3. 内膝眼 髌韧带内侧凹陷处的中央。

4. 胆囊 腓骨小头直下 2 寸。

5. 阑尾　髌韧带外侧凹陷下 5 寸,胫骨前嵴外一横指(中指)。

6. 内踝尖　内踝的最凸起处。

7. 外踝尖　外踝的最凸起处。

8. 八风　第 1~5 趾间,趾蹼缘后方赤白肉际处,左右共 8 穴。说明:其中 1、2 趾,2、3 趾,4、5 趾间穴点即行间、内庭、侠溪。

9. 独阴　在足底,第 2 趾的趾侧远端趾间关节的中点。

参考文献

[1]　房敏，宋柏林．推拿学［M］．北京：中国中医药出版社，2016.

[2]　沈雪勇．经络腧穴学［M］．新世纪第4版．北京：中国中医药出版社，2016.

[3]　梁繁荣，王华．针灸学［M］．新世纪第4版．北京：中国中医药出版社，2016.

[4]　高树中，杨骏．针灸治疗学［M］．新世纪第4版．北京：中国中医药出版社，2016.

[5]　王富春，马铁明．刺法灸法学［M］．新世纪第4版．北京：中国中医药出版社，2016.

[6]　刘冠军．针灸学［M］．第2版．长沙：湖南科学技术出版社，2008.

[7]　王旭东．中医养生康复学［M］．北京：中国中医药出版社，2004.

[8]　马烈光，蒋力生．中医养生学［M］．北京：中国中医药出版社，2016.

[9]　秦国政．中医男科学［M］．北京：科学出版社，2017.

[10]　李曰庆．中医外科学［M］．北京：中国中医药出版社，2002.

[11]　中华中医药学会．中医内科常见病诊疗指南·中医病证部分［M］．北京：中国中医药出版社，2008.

　　[12]　中华中医药学会．中医内科常见病诊疗指南·西医疾病部分[M]．北京:中国中医药出版社,2008.

　　[13]　中华中医药学会．中医妇科常见病诊疗指南·中医病证部分[M]．北京:中国中医药出版社,2012.

　　[14]　中华中医药学会．中医外科常见病诊疗指南[M]．北京:中国中医药出版社,2012.

　　[15]　李宏军．男科诊疗常规[M]．北京:中国医药科技出版社,2016.

　　[16]　王德鉴．中医耳鼻喉科学[M]．上海:上海科学技术出版社,1985.

　　[17]　陈小宁,严道南．百岁名医干祖望耳鼻喉科临证精粹[M]．北京:人民卫生出版社,2014.

　　[18]　廖品正．中医眼科学[M]．上海:上海科学技术出版社,1986.

　　[19]　丁樱．中医儿科学[M]．长沙:湖南科学技术出版社,2009.

　　[20]　庞保珍,庞清洋,赵焕云．不孕不育中医外治法[M]．北京:人民军医出版社,2009.

　　[21]　庞保珍．饮食养生之道[M]．北京:中医古籍出版社,2012.

　　[22]　庞保珍．男性健康之道[M]．北京:中医古籍出版社,2012.

　　[23]　庞保珍．放松心情之道[M]．北京:中医古籍出版社,2012.

　　[24]　庞保珍．性功能障碍防治精华[M]．北京:人民军医出版社,2012.

　　[25]　李淑玲,庞保珍．中西医临床生殖医学[M]．北京:中医古籍出版社,2013.

[26] 曹开镛,庞保珍.中医男科病证诊断与疗效评价标准[M].北京:人民卫生出版社,2013.

[27] 庞保珍,庞清洋.健康长寿之路[M].北京:中医古籍出版社,2015.

[28] 庞保珍,庞清洋.女性健康漂亮的智慧[M].北京:中医古籍出版社,2015.

[29] 庞保珍,庞清洋.战胜不孕不育的智慧[M].北京:中医古籍出版社,2015.

[30] 庞保珍.生活起居中的健康科学——远离癌症、糖尿病、心脑血管疾病[M].北京:人民卫生出版社,2015.

[31] 庞保珍.不孕不育治疗名方验方[M].北京:人民卫生出版社,2015.

[32] 庞保珍.优生优育——生男生女好方法[M].北京:中医古籍出版社,2016.

[33] 庞保珍,庞清洋.健康之路——《国家基本公共卫生服务规范》健康教育解读[M].郑州:河南科学技术出版社,2017.

[34] 孙自学,庞保珍.中医生殖医学[M].北京:人民卫生出版社,2017.

[35] 庞保珍,郭兴萍,庞清洋.实用中西医生殖医学[M].北京:中医古籍出版社,2019.

[36] 玄绪军,庞保珍.男性健康指南[M].北京:人民卫生出版社,2019.

[37] 庞保珍,庞清洋.不孕不育名方精选[M].第2版.郑州:河南科学技术出版社,2019.

[38] 庞保珍,庞清洋.不孕不育中医治疗学[M].第2版.郑州:河南科学技术出版社,2019.